NOUVELLES

CONSIDÉRATIONS

SUR

LA RÉTENTION D'URINE.

a

IMPRIMERIE DE COSSON.

NOUVELLES
CONSIDÉRATIONS

SUR

LA RÉTENTION D'URINE,

SUIVIES

D'UN TRAITÉ SUR LES CALCULS URINAIRES, SUR LA MANIÈRE D'EN CONNOÎTRE LA NATURE DANS L'INTÉRIEUR DE LA VESSIE, ET LA POSSIBILITÉ D'EN OPÉRER LA DESTRUCTION SANS L'OPÉRATION DE LA TAILLE.

PAR J. CIVIALE,

Docteur de la Faculté de Médecine de Paris, Médecin de bienfaisance pour le premier Arrondissement, Secrétaire-Rapporteur de la Société de Médecine pratique.

AVEC DEUX PLANCHES.

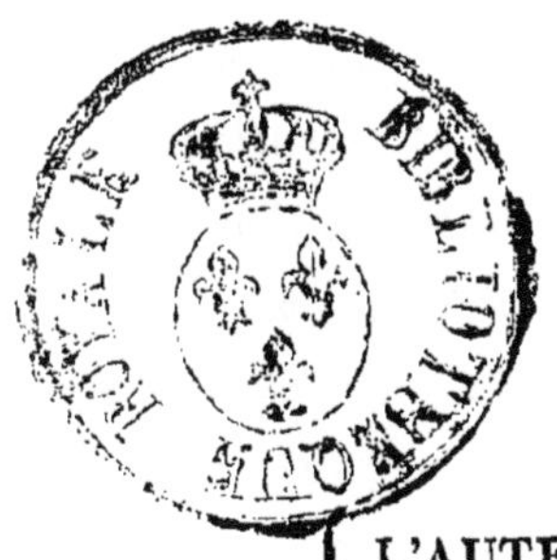

A PARIS,

Chez
L'AUTEUR, RUE GODOT-DE-MAUROY, N° 2, BOULEVARD DE LA MADELEINE;

BECHET JEUNE, LIBRAIRE, PLACE DE L'ÉCOLE DE MÉDECINE, N° 4;

DELAUNAY, LIBRAIRE, PALAIS-ROYAL, GALERIE DE BOIS, N° 243.

1823.

A M. NAUCHE,

MÉDECIN CONSULTANT DE L'INSTITUTION ROYALE DES JEUNES
AVEUGLES, etc.

MONSIEUR ET HONORÉ CONFRÈRE,

Permettez-moi de publier sous vos auspices un travail dont je m'occupe depuis quelques années, et que vous avez jugé digne de concourir aux progrès de la science et au soulagement de l'humanité. Connoissant les procédés nouveaux qu'il contient, les modifications que j'ai cru devoir faire subir aux moyens récemment proposés pour la cure des rétentions d'urine, et ayant été témoin des heureux résultats que j'en ai obtenus, votre suffrage m'est d'autant plus précieux que ce sujet vous est très-familier, et que vous n'avez rien négligé pour éclairer votre jugement à cet égard. Mon ouvrage vous laissera peut-être quelque chose à désirer, notamment sous le rapport du style ; je me propose de le retoucher par la suite afin de le rendre plus digne de vous être offert : en attendant, daignez, mon honoré confrère, agréer l'hommage de ma haute estime et de mon affectueux dévouement.

J. C.

AVERTISSEMENT.

Deux motifs m'ont engagé à publier ces nouvelles considérations. Le premier est de faire connoître quelques procédés qui me sont propres, et dont l'expérience m'a suffisamment démontré l'efficacité. Le second est d'examiner d'autres procédés également nouveaux, et tout récemment mis au jour. N'ayant pas le projet de donner ici un traité complet de la rétention d'urine; je me bornerai à quelques généralités relatives à sa nature, ses causes, ses symptômes, et à ses effets, objets sur lesquels on a déjà beaucoup discouru. Quant à son traitement, qui est la partie la plus essentielle, il sera exposé avec un peu plus de détails; j'ai cru néanmoins devoir passer sous silence tous les soins de facile administration, ainsi que la partie historique des sondes, des bougies, etc., que chaque auteur répète à l'envi, et qui n'est pour le praticien qu'un objet de pure curiosité : aussi, me suis-je borné à ce qui est relatif à leur usage, et à l'exposé de quelques modifications dont chacun sentira l'utilité.

Les erreurs dans lesquelles sont tombés quelques praticiens, voulant faire usage des sondes droites, m'ont engagé à tracer avec détail la manière de s'en servir, leurs avantages, leurs inconvéniens, etc.

Passant ensuite au cathétérisme forcé , malgré ma vénération profonde pour les praticiens célèbres qui l'emploient, je n'ai pu m'empêcher d'émettre franchement mon opinion sur cette manière défectueuse et même dangereuse de pénétrer dans la vessie.

Le caustique est devenu depuis quelque temps une méthode presque exclusive de traitement pour combattre les rétrécissemens organiques de l'urètre. Cette substance étant d'un intérêt majeur, j'ai dû l'examiner avec soin sous le rapport de son application , de sa manière d'agir , de ses avantages , de ses inconvéniens , et des circonstances qui en requièrent ou qui en font rejetter l'emploi.

Quelques observations pratiques, un coup d'œil rapide sur les lésions de la prostate , et sur les moyens proposés par M. Ducamp, terminent ces considérations. J'ai cru devoir les faire suivre d'un petit traité sur les calculs urinaires, que l'on peut envisager comme cause, effet, ou complication de la rétention d'urine. Qu'il me soit permis, avant de commencer cette exposition , de parcourir les phénomènes de l'excrétion de l'urine , tels que je les ai observés : cette fonction fournissant quelques données sur la cause, la nature et le traitement de l'obstacle à la sortie de ce liquide peut présenter ici quelque intérêt.

THÉORIE

DE

L'EXCRÉTION DES URINES.

On sait que cette fonction est confiée à deux ordres d'agens ; les uns soumis à l'empire de la volonté , et les autres indépendans de cette faculté admirable. Ces derniers, comprenant les plans musculeux qui font partie des parois vésicales , l'effectuent en grande partie par eux-mêmes, du moins dans les cas les plus ordinaires, et n'empruntent que foiblement le secours des premiers (les muscles abdominaux), dont les usages s'étendent à plusieurs autres fonctions. La texture , la disposition et la manière d'agir de la membrane musculeuse de la vessie , méritent du praticien , une attention toute particulière , elles lui fournissent des notions très-utiles sur la production de la maladie qui nous occupe , et sur l'application des moyens curatifs les plus appropriés. Un seul exemple va nous le prouver. Un homme se trouve tout à coup pris d'une rétention d'urine produite par une résistance prolongée au besoin de rendre ce liquide ; les phénomènes de la rétention acquérant de l'intensité , l'on se hâte d'appeler un chirurgien , qui , tout occupé de ce qu'il observe d'abord, et rempli de l'idée que l'on ne peut y remédier que par l'usage habituel des sondes, ne manque pas d'en faire porter au malade pendant plus d'un mois. Il est facile de voir qu'ici l'évacuation première étoit suffisante, l'affection paroissant pour la première fois. Combien d'observations analogues où les malades souffrent ainsi inutilement pendant des mois entiers !

L'anatomie et la physiologie peuvent seules éclairer la pratique à cet égard : les dissections anatomiques démontrent dans les parois de la vessie plusieurs plans ou faisceaux musculeux différens par leur direction, leur longueur, leur volume, leur point d'insertion, etc. ; mais, les descriptions données par quelques auteurs ne laissant rien à désirer sur cette texture, nous passons à la physiologie de cet organe : nous ne devons pas perdre de vue que les fibres du corps de la vessie sont les antagonistes de celles de son col ; il faut donc isoler avec soin l'action de chacune d'elles (1).

---

(1) Nous allons nous trouver en opposition avec les opinions généralement admises. Dans son Traité Dogmatique de l'Opération de la Taille, M. Deschamps dit (tom. 1er, pag. 42) : « Si l'on réfléchit sur les attaches des fibres charnues de ce viscère (la vessie) qui se rendent à la prostate, on verra que ces fibres, loin de former un sphincter, tendent à écarter l'orifice et le col, et qu'elles produisent un effet contraire à leur resserrement. » M. Deschamps se fonde sur quelques expériences qui ne sont rien moins que

On a dit, et l'on répète chaque jour, que les urines sont sécrétées par les reins, ensuite transportées par le moyen des uretères dans la vessie, d'où après un séjour plus ou moins long, elles sont portées au dehors par l'urètre; mais les reins ne jouissent pas seulement de la propriété de sécréter les urines, ils sont de plus doués d'une force d'expulsion que l'on ne sauroit évaluer, mais que l'étude des phénomènes de la rétention d'urine dans la vessie, la descente des graviers, en un mot, la faculté de se débarrasser du liquide sécrété rendent indubitable. Il en est de même des uretères qui sont loin de faire l'office de canaux inertes et passifs, ainsi que tendroit à le faire croire l'exposé des phénomènes de la rétention d'urine, par J.-L. Petit, reproduit en ces derniers temps dans le Dictionnaire des sciences médicales. Ces canaux jouissent d'une force de contraction qu'on ne sauroit non plus déterminer,

---

concluentes, sur l'entrecroisement et la texture pour ainsi dire inextricable des fibres musculaires qui de tous les points de la vessie viennent se rendre à son col, qu'elles entourent entièrement. Mais, si cette disposition n'avoit pas lieu tant pour la vessie que pour l'uterus, etc., il seroit assez difficile de concevoir comment ces organes pourroient se laisser distendre jusqu'à un certain point, et se contracter ensuite pour chasser les corps qu'ils contiennent. Quoique cette texture soit inextricable, elle n'en fait pas moins l'office d'un sphincter qu'on pourroit appeler organique et qu'il ne faut pas confondre avec ceux qui sont soumis à l'influence de la volonté.

variable d'ailleurs dans chaque individu ; mais que l'on peut révoquer en doute, puisque lors d'une dilatation considérable de la vessie, les urines ne cessent pas d'y être poussées par les uretères, malgré la contraction permanente et assez forte de ce réservoir musculo-membraneux. Ainsi, non-seulement les urines sont sécrétées par les reins, mais encore ces organes les poussent dans les uretères, qui, par un mode de contraction propre à plusieurs organes creux, les charient par colonnes jusque dans la vessie. Les fibres musculaires du corps et du col de cet organe sont, avons-nous dit, antagonistes les unes des autres. Cette proposition ne sauroit être contestée, il y a continuité d'action de la part de ces fibres ; le séjour des urines dans la vessie le démontrent pour celles du col ; le raisonnement d'accord avec le mode naturel de la myotilité, joint au résultat de l'observation, le rend palpable pour celles du corps. Pour être continuelle, cette action n'est pas égale : tant que l'urine est en petite quantité tout l'avantage se trouve pour celles du col ; lorsqu'au contraire la vessie est distendue à certain degré, celles de son corps en jouissent à leur tour. Nous allons suivre ce travail depuis le commencement jusqu'à la fin.

Dans l'état de vacuité complète, les parois de la vessie sont contiguës, mais cet état ne sauroit durer long-temps : la sécrétion de l'urine étant continuelle, les premières colonnes que poussent les uretères le font cesser même avec facilité, puisque dans cet état les fibres du corps de la vessie sont au terme de leur contraction, et que de plus, elles sont dépourvues de point d'appui; mais, lorsque la masse du liquide contenue dans la vessie est assez considérable pour leur fournir ce point d'appui, il s'établit une espèce de lutte entre les deux antagonistes ; l'équilibre se maintient jusqu'à ce que l'allongement des fibres du corps soit porté au point de rendre prépondérante leur force de contraction. Les fibres du col perdent alors leur avantage, d'autant plus que, fournissant à leurs antagonistes leur point d'insertion, elles sont forcées de céder, soit aux tiraillemens que les fibres du corps exercent sur elles, soit à l'impulsion de l'urine poussée contre elles : c'est alors que la nature, de concert avec la volonté de l'individu, se débarrasse d'un corps dont la présence l'importune. Si néanmoins le col de la vessie offre une résistance trop puissante, ou bien si quelque obstacle gêne la sortie des urines par l'urètre, les parois de la vessie empruntent le secours de leurs auxiliaires, et l'excrétion a lieu.

Nous venons de dire *la nature de concert avec la volonté de l'individu*, car la première a beau commander, la seconde résiste quelquefois. Supposons, ce qui n'est pas rare, un individu placé dans des circonstances qui ne lui permettent pas de satisfaire un besoin qui commence à se faire sentir ; il éprouve d'abord l'envie d'uriner ; de légère et momentanée qu'elle étoit, cette envie devient continuelle et de plus en plus forte, les fibres du

corps ne cessant de se contracter, non-seulement
la volonté leur refuse les secours dont elle peut dis-
poser ; mais encore, elle dirige son influence sur les
congénères de leurs antagonistes, qui dans ce cas
résistent aux efforts de la pôche urinaire. Cet état
peut durer un certain temps, pendant lequel le
besoin d'uriner de pressant et continuel qu'il étoit,
devient moins impérieux et de plus en plus interrompu. La vessie, fatiguée et distendue outre mesure, ne se contracte que par intervalle et avec moins
d'énergie ; enfin la rétention d'urine se déclare :
ajoutez à cela que l'état souffrant du corps de la
vessie se communique insensiblement au col dont
les fibres, déjà fatiguées par une longue et forte résistance, finissent par se contracter sous une influence
morbide, ce qui sert à distinguer cette espèce de
rétention de celle que les auteurs ont attribuée à la
paralysie de la vessie, et qu'il est plus rationnel de
considérer sous un autre rapport.

Il est facile, d'après cela, de se rendre compte
de tous les symptômes qu'éprouve le malade : tant
que le besoin d'uriner se fait continuellement
sentir, la vessie ne cesse de se contracter ; mais
lorsque les fibres du corps de cet organe sont
allongées au point de perdre leur élasticité, elles ne
se contractent que par intervalle, et encore ces
contractions ont-elles quelque analogie avec les
convulsions. On ne peut douter non plus de la force
expulsive soit des reins, soit des uretères, puisque,
malgré les contractions permanentes de la vessie,

ils ne cessent d'y faire arriver l'urine, jusqu'à ce que cette dernière soit arrivée au terme de sa dilatation.

Si nous avons bien observé la nature dans l'exercice des fonctions de l'appareil urinaire (chacun peut le vérifier), que devient l'opinion de quelques modernes, qui veulent que l'irritation produise la dilatation des muscles creux ? Il est bon de noter que toutes les excrétions qui ont avec celle de l'urine quelque rapport, s'exécutent à peu près de la même manière. Le professeur Dubois disoit, dans ses cours, que la matrice ne se débarrassoit du produit de la conception, que lorsque les fibres du corps prenoient la prépondérance sur celles du col. On sait qu'après avoir résisté long-temps au désir d'aller à la selle, ce désir diminue, et finit presque toujours par cesser de se faire sentir pendant un temps plus ou moins long.

NOUVELLES CONSIDÉRATIONS

LA RÉTENTION D'URINE.

~~~~~~

CHAPITRE PREMIER.

GÉNÉRALITÉS ET DESCRIPTION.

On entend par rétention d'urine le séjour forcé de ce liquide dans un point quelconque de ce qu'on appelle voies urinaires. Cette définition exclut rigoureusement l'espèce particulière que les auteurs ont attribuée à la paralysie de la vessie, et qui coïncide avec un état naturel du col de cet organe ainsi que de l'urètre, lesquels n'opposent aucun obstacle morbide à la sortie des urines, qui, n'étant point poussées, ne sauroient être retenues. Le mot *stagnation*, donnant alors une idée plus exacte de l'état du malade, nous semble devoir être substitué à celui de rétention.
~~~~~~

L'obstacle au libre cours des urines, quel qu'en soit le siége, présente un grand nombre de variétés, soit par sa nature, soit par ses effets. Dépendant d'une infinité d'affections différentes par leurs causes, leurs caractères, leur siége, etc., il ne sauroit lui-même offrir une nature uniforme. Il en est de même de son mode d'action; il peut gêner seulement, ou bien comprimer, obstruer l'urètre, quelquefois même en altérer la sensibilité, au point qu'il ne peut admettre la présence des urines. En un mot, cet obstacle offre une foule de nuances qu'il n'entre pas dans mon projet d'exposer ici, mais dont le simple énoncé suffit pour faire sentir que la rétention d'urine n'est pas, à proprement parler, une maladie; c'est le symptôme ou l'effet d'un grand nombre d'affections, la plupart propres aux voies urinaires, d'autres affectant quelques parties circonvoisines ou l'un des centres de la vie. De là naissent des différences et des particularités sans nombre, qui ne sauroient être développées que dans des chapitres spéciaux pour chacune d'elles (1).

Causes. Pour énumérer les causes de la rétention d'urine, il faudroit parcourir toutes celles des maladies qui peuvent produire ce résultat, ce qui nous écarteroit de notre sujet. Quant à la nature de ce symptôme lui-même, elle varie suivant l'affection qui le produit, le siége qu'il occupe et le tissu

______

(1) Consulter à cet effet les ouvrages de Dessault, de Chopart, de Hunter, etc.

qu'il affecte. Tantôt l'urètre se trouve oblitéré par un corps étranger formé ou développé dans la vessie, par de petits calculs, des caillots de sang, des glaires épaissis, des polypes, des fongus, la partie supérieure du corps de la vessie elle-même qui s'affaisse comme si elle étoit pressée par un corps conoïde dont la base seroit en haut et le sommet viendroit s'engager dans l'orifice vésical de l'urètre. Le plus souvent l'obstacle réside dans la diminution du calibre de ce canal, diminution qui s'effectue de plusieurs manières ; quelquefois elle dépend de la compression exercée par quelques tumeurs morbides développées dans son voisinage : dans quelques cas c'est un état variqueux des vaisseaux sanguins qui entrent dans la composition du col de la vessie, plus fréquemment les engorgemens ou autres altérations de la prostate opèrent cette diminution dont la cause la plus commune est néanmoins la phlegmasie de la membrane muqueuse qui le tapisse. Cette phlegmasie connue sous divers noms, et qui a été le sujet de tant de discussions, est la cause presque unique des rétrécissemens organiques de l'urètre. Comme elle a été assez bien traitée par plusieurs auteurs, nous nous bornerons à observer que lorsqu'elle tient à un principe contagieux, la blennorrhagie a une tendance particulière à la production de ces sortes de rétrécissemens, ce qui a fait que quelques praticiens lui ont exclusivement attribué la rétention d'urine dont nous nous occupons.

Quoique les phénomènes de cette affection ne

varient pas en raison de la multiplicité de ses causes,
ils ne laissent pas de présenter des différences assez
grandes et assez nombreuses. Nous n'exposerons
ici que ceux que l'on observe le plus ordinairement.

Symptômes. Lorsqu'un point du canal commence à se rétrécir, le jet des urines diminue plus
ou moins de grosseur : que le malade ait été ou non
affecté de blennorrhagie, cette diminution s'accompagne pour l'ordinaire d'un très-petit écoulement
qu'augmentent les excès en tout genre, et même
l'usage modéré du coït, au point quelquefois
que le malade croit avoir contracté une nouvelle
affection ; mais ses craintes disparoissent bientôt.
Un prurit assez incommode, et même de légères
cuissons commencent à se faire sentir en urinant;
le liquide rendu est un peu glaireux, trouble,
exhalant une odeur désagréable qui peut faire croire
à l'existence d'un léger catarrhe de vessie. Un malaise général et quelques inquiétudes viennent s'emparer du malade, notamment lorsqu'il se voit
obligé de se lever plusieurs fois dans la nuit pour
ne rendre qu'une petite quantité d'urine dont le
jet diminue progressivement, se bifurque, se con-
tourne en spirale, devient filiforme ; et même si le
malade ne fait un certain effort soutenu, elles
coulent goutte à goutte et en très-petite quantité.
Des envies, des besoins même assez impérieux se
font sentir à des intervalles rapprochés ; le malade ressent, d'une manière plus ou moins vive,
des douleurs qui, du col de la vessie, se pro-

pagent le long du canal jusques au gland ; la verge
se gonfle plus ou moins, le ventre augmente de
volume ; et si le malade palpe la région hypogastrique, il sent une tumeur arrondie, volumineuse,
sensible au toucher ; la moindre pression exercée
sur elle détermine des souffrances et le besoin
d'uriner. Les malades se pénètrent alors des craintes
qu'inspirent leur état : la plupart attribuent les
symptômes qu'ils éprouvent à la foiblesse, et ont
recours aux liqueurs spiritueuses. L'on conçoit le
résultat que peut avoir un pareil moyen. Quelques-uns ne laissent pas prendre aux accidens une
intensité plus grande ; ils ont recours à un homme
de l'art qui tâche d'y remédier; mais un très-grand
nombre retenus par la honte, la crainte ou par tout
autre motif, laissent écouler un temps précieux. Les
symptômes augmentent, le malade fait des efforts
considérables pour obtenir quelques gouttes d'urine,
au point de rendre involontairement les matières
fécales, de produire des hernies et la chute du rectum. Le ventre devient de plus en plus douloureux
et distendu (1). Au lieu de picotemens et de
cuissons légères que produisoient les urines en sortant, ce sont des douleurs insupportables; elles

---

(1) Lieutaud, dans un mémoire sur la structure de la
vessie, inséré parmi ceux de l'académie royale des Sciences,
1753, rapporte un exemple dans lequel la vessie s'élevoit de
deux pouces au-dessus de l'ombilic. Quoique l'on trouve
dans plusieurs auteurs d'autres faits analogues, ces cas se
présentent rarement à l'observation.

produisent la sensation d'un corps chaud, le malade dit qu'elles sont brûlantes. Les douleurs dont
nous venons de parler ne se bornent plus à l'é-
tendue de l'urètre, elles se propagent à la région
lombaire, s'accompagnent de ténesmes, de cons-
tipation, de la sortie des hémorroïdes si le malade
y est sujet, de crampes, d'engourdissemens dans
les cuisses ; symptômes qui augmentent lorsque
le malade quitte la position demi-fléchie, qu'il
garde ordinairement. La fièvre, les sueurs, le goût
urineux, les hoquets, les nausées, les difficultés
de respirer, et même une espèce de délire, etc.,
se manifestent successivement avec une intensité
d'autant plus grande, que la quantité des urines
rendues est plus petite ; de sorte que lorsque la
rétention est complète, le malade offre les scènes
les plus touchantes : tantôt ce sont des cris et des
pleurs que la douleur arrache, tantôt il se roule par
terre, appelle la mort à son secours. Sa position
la plus ordinaire est celle que l'on prend pour
aller à la selle. Il exerce des tractions sur la verge,
fait des efforts inouis qui ne produisent que quelques gouttes d'urine. Le désespoir s'empare du
souffrant, ses yeux sont injectés, sa figure est
rouge et animée ; une sueur urineuse abondante
couvre bientôt la surface de son corps. Pour peu
qu'il se prolonge, cet état affreux se termine ordinairement d'une manière fâcheuse, quoiqu'alors
la sécrétion de ce liquide soit suspendue (1).

____

(1) Lorsque la vessie est arrivée au terme de sa dilatation,

La rétention complète d'urine est souvent précédée d'une incontinence de ce fluide. La vessie,
distendue à un certain degré, ne se contracte plus;
mais sa résistance de tissu ne cédant en rien à l'action des reins et des uretères, fait que cette action
se dérige contre l'obstacle, et l'urine coule goutte
à goutte; il en est de même lorsque le corps de cet
organe, par l'effet de l'augmentation de ses parois,
offre plus de résistance que son orifice vésical, qui
est alors forcé de céder. Quelle qu'en soit la cause,
cet état, tout incommode qu'il est, peut durer
fort long-temps.

Diagnostique. Il sembleroit qu'il est impossible
de se méprendre sur les caractères de la rétention
d'urine. Il est cependant des cas où ce diagnostique
offre beaucoup d'incertitude. Des erreurs graves
ont été commises même par des praticiens d'un rare
mérite, qui avoient pu oublier que, dans quelques
circonstances, cette rétention peut avoir lieu malgré
que la vessie ne contienne qu'une très-petite quantité de liquide; que, par opposition, il est des cas
où le malade rend à peu près autant d'urine que
dans l'état naturel : et néanmoins la vessie se laisse

---

les uretères n'ont pas assez de force pour en opérer la rupture, du moins ordinairement; leur partie inférieure cède
alors aux contractions des reins et de leur partie supérieure,
la dilatation a lieu de bas en haut; mais, comme elle a ses
limites, il arrive un moment où les reins ne peuvent plus se
débarrasser du produit de leur sécrétion et leur travail se
suspend.

insensiblement distendre au point d'acquérir un volume énorme. De là une augmentation du ventre, que l'on a quelquefois attribuée à tout autre cause. Collot (1) rapporte un exemple dans lequel il empêcha l'ouverture d'un abcès que l'on se disposoit à pratiquer : il reconnut la maladie, et retira de la vessie environ trois pintes de liquide. Home (2) rapporte un fait analogue. D'après cet auteur, Hunter, son oncle et son prédécesseur, ne fut pas aussi heureux : il prit la maladie pour une hydropisie et pratiqua la ponction. La nature du liquide lui fit bientôt reconnoître l'erreur.

Il est des circonstances qui rendent ce diagnostique encore plus incertain. L'urètre dont la longueur dépasse chez quelques individus les limites naturelles peut être tiraillé, allongé par l'effet de la maladie; la portion qui se trouve située entre l'obstacle et la vessie peut être dilatée au point de contenir plusieurs cuillerées d'urine. La sonde arrivée dans cette dilatation semble ne plus éprouver de résistance; on la croit dans la vessie d'autant plus qu'il s'écoule de l'urine et que ses anneaux touchent presque au gland. M. Deschamps (3) rapporte plusieurs faits de ce genre. Cet auteur observe aussi très-judicieusement que, lorsqu'on n'a pas eu la précaution de boucher les yeux de la

---

(1) Obser. 265 et suivantes.
(2) Traité des Mal. de la Prostate.
(3) Traité de l'opération de la Taille.

sonde avec du beurre, il peut s'y engager des caillots de sang qui, empêchant l'urine de couler, peuvent en imposer sur la nature de la maladie. Faute de cette précaution ce ne fut qu'à la troisième fois que l'on parvint à retirer de l'urine de la vessie de Duhamel, dont Saviard rapporte l'exemple (1).

Il suffit de rappeler quelques faits analogues pour faire tenir le praticien en garde contre une erreur que l'on peut très-bien éviter, pour peu que l'on ait l'habitude de la pratique, en apportant dans l'examen du malade toute l'attention nécessaire. C'est principalement aux signes sensibles qu'il faut s'attacher, et à l'espèce d'ondulation que l'on peut établir en introduisant le doigt dans le rectum ou le vagin, l'autre main étant apposée sur la région hypogastrique. Quant aux caractères de la tumeur formée par la vessie, elle présente beaucoup de variétés. Il n'est pas toujours facile de reconnaître ceux que les auteurs lui attribuent. La pression exercée sur elle peut aussi ne pas réveiller l'envie d'uriner. Encore une fois, il n'est que quelques cas rares où ce diagnostique présente de l'incertitude, et il suffit d'en être prévenu.

---

(1) Saviard, Obs. cx, page 477.

CHAPITRE II.

Nous allons les considérer dans l'urètre, la vessie, les uretères, les reins, les organes circonvoisins et l'économie en général.

Toutes les fois que la rétention d'urine existe, et que l'obstacle se trouve dans l'urètre à quelque distance du col de la vessie, la portion intermédiaire du canal supportant l'effet de la contraction des puissances expultrices de l'urine, se trouve tiraillée, irritée; de là des spasmes qui aggravent la maladie, et une dilatation plus ou moins considérable qui sera toujours fâcheuse pour la guérison. Au rapport de Hunter, cette partie ainsi irritée se couvre de petits boutons qui s'ouvrent dans l'urètre, le pus qui en sort se trouve remplacé par l'urine, qui par son séjour irrite encore davantage, et détermine la production de nouveaux boutons qui s'ouvrent également, et ainsi de proche en proche les urines parviennent à s'infiltrer dans tout le périnée, la verge, les bourses, les parties internes des cuisses et inférieures de l'abdomen; nous en avons observé, en 1815, un

exemple remarquable à l'Hôtel-Dieu de Paris.
Quelquefois cette infiltration est plus ou moins cir-
conscrite, il se forme seulement quelques dépôts
sur lesquels on aura occasion de revenir.

La prostate a aussi beaucoup à souffrir de l'obstacle au libre cours des urines, qui font alors sur
elle l'office de corps étranger ; il en sera question en parlant de la rétention d'urine produite
par l'engorgement de cette glande.

Quand la vessie se trouve distendue par l'urine,
il peut en résulter des effets bien opposés : tantôt
irritée, fatiguée par le corps dont elle ne peut se
débarrasser elle s'enflamme, et cette inflammation
présente ici d'autres phénomènes, et a d'autres
résultats que lorsqu'elle reconnoît toute autre cause.
Assez fréquemment ses parois prennent un accroissement considérable, dans d'autres cas la dis-
tention est portée au point que les fibres musculaires ont perdu leur ressort; il peut en résulter
paralysie de cet organe. Home (1) observe que
cette dilatation de la vessie peut s'accompagner
momentanément d'un état spasmodique qui pro-
voque l'expulsion d'une certaine quantité d'urine,
ce qui soulage plus ou moins le malade.

Les uretères sont susceptibles d'éprouver aussi
une dilatation considérable, mais rarement on
observe leur rupture ni celle de la vessie.

Les reins éprouvent à un haut degré l'effet de la

______

(1) Traité des Mal. de la Prostate.

rétention d'urine. Lorsqu'elle dure déjà depuis quelque temps on observe que la sécrétion de ces organes diminue peu à peu, au point de se suspendre entièrement; on trouve à ce sujet, dans les auteurs, des exemples très-remarquables.

Home, qui en a recueilli plusieurs, assure qu'il arrive une époque où le malade n'éprouve pas même d'envies d'uriner. Lorsque l'on parvient à rétablir le cours des urines, les reins récupèrent peu à peu la faculté de sécréter; si au contraire le malade succombe l'antopsie fait voir quelquefois des traces de phlogose au col de la vessie ou en tout autre point, mais le plus souvent on est tout surpris de ne trouver aucun indice de lésion, malgré l'effrayant cortége de symptômes qui ont précédé la mort. Dans quelques cas on ne trouve pas même d'urines dans les voies qui la contiennent.

Lorsque, par l'effet de la rétention d'urine, la vessie a acquis un certain volume, il est facile de concevoir qu'elle doit gêner l'excrétion des matières fécales, comprimer la matrice, les vaisseaux et les nerfs des extrémités inférieures, qu'elle doit refouler en haut et en arrière la masse flottante des intestins ainsi que le péritoine qu'elle décole de la partie inférieure de la paroi antérieure de l'abdomen, ce qui est très-important à connoître pour pratiquer la ponction au-dessus des os pubis. Il n'est pas rare que la vessie ainsi distendue s'engage dans les ouvertures abdominales naturelles, ce qui constitue des hernies dont on trouve plusieurs exemples dans les auteurs et notamment dans les Mémoires de l'Académie de chirurgie.

Les effets résultant de la rétention d'urine ne se bornent pas toujours aux organes qui la sécrètent ou qui la contiennent, et à ceux qui ont avec eux quelques rapports de contiguïté. L'histoire des phénomènes généraux de cette affection prouve que le cerveau, l'estomac, la peau et tous les organes des sécrétions en sont influencés d'une manière très-remarquable.

CHAPITRE III.

MOYENS CURATIFS.

La partie la plus essentielle de l'histoire d'une affection quelconque est certainement celle qui traite des moyens propres à y remédier. Cette proposition, applicable à toutes les maladies en général, est d'une vérité plus importante pour celle dont il s'agit ici. En effet, la rétention d'urine est de ces maladies qui, en raison de leur fréquence et de leur gravité, ont le plus occupé les praticiens. Elle a été traitée par un très-grand nombre, surtout par des hommes d'un mérite éminent, aussi la trouve-t-on bien décrite ; et néanmoins il est bien peu de personnes capables de lui apporter un remède sûr, tant son application est difficile. Il ne suffit pas ici, comme dans bien d'autres cas, de connoître le précepte. Il faut en faire l'application : *hìc labor, hìc opus.* Nous allons exposer les moyens que l'on employe généralement avec quelques modifications qui nous sont propres ; mais avant il ne sera peut-être pas inutile de préciser quelques cas et d'établir quelques distinctions pour ceux qui réclament des particularités.

La première chose à faire, quand on est appelé auprès d'un malade que l'on croit affecté de rétention d'urine, est de bien constater la maladie, sa nature, ses causes et son intensité, de déterminer ensuite si l'on doit d'abord chercher à détruire la cause ou s'il est urgent de faire ce qu'on appelle la médecine du symptôme, et qui, dans le cas dont il s'agit, est souvent la seule que l'on puisse et que l'on doive employer; et enfin de juger quel est le moyen que l'on doit choisir comme le plus avantageux.

On saisira facilement l'importance des propositions que nous venons d'établir; mais si elle pouvoit être oubliée, il suffiroit de rappeler, 1° qu'il est quelquefois possible de faire cesser à l'instant plusieurs causes de la rétention d'urine; et que, dans beaucoup de cas, il suffit de s'en tenir là, *sublatá causá, tollitur effectus*; 2° qu'il est souvent de rigueur d'opérer promptement l'évacuation de la vessie; tandis que, dans quelques circonstances, il faut différer autant que possible l'introduction de la sonde, malgré que le malade soit fortement tourmenté par la plénitute de cet organe; 3° que l'évacuation première suffit parfois, et que, dans un très-grand nombre de cas, elle ne procure qu'un soulagement momentané; 4° que l'on est quelquefois dans la nécessité de recourir à la ponction de la vessie, le cathétérisme étant contr'indiqué ou impraticable. Quant aux calculs considérés comme cause de cette rétention, nous en traitons à la fin de cet ouvrage.

Supposant donc que l'on a réfléchi à ces distinctions, et que l'on s'est assuré d'une manière positive qu'il s'agit d'un rétrécissement organique de l'urètre, voyons quels sont les moyens à employer. On peut rigoureusement les réduire à trois principaux ; les autres ne sont qu'éventuels ou accessoires.

SECTION PREMIÈRE.

Traitement par les bougies.

Il seroit oiseux de faire ici l'histoire et la description des bougies ; elles sont généralement trop connues pour que je doive m'y arrêter. Il en est de même du canal dans lequel on doit les introduire : aussi le passerai-je sous silence , en renvoyant aux ouvrages de Winslow , de Heister, de Lecat, de Morgagni, de Sabatier , de Deschamps, de Home, de Whately, etc.

Si l'on est d'accord sur les caractères des bougies et les dispositions de l'urètre , il n'en est pas de même de la nature, de la situation, du nombre etc. des obstacles. L'on se rappelle tout ce qu'on a écrit sur les caroncules et sur les canosités de l'urètre, que des recherches exactes faites par des hommes célèbres ont réduites à un très-petit nombre, et dont quelques auteurs contestent même l'existence.

Pour ce qui est des brides , il arrive quelquefois que l'urètre se trouve en quelque sorte obstrué par des prolongemens membraniformes dont la disposition ni le nombre ne sauroient être déterminés , tant ils sont variables, mais que l'on reconnoît assez souvent par le moyen du cathétérisme.

Dans le plus grand nombre des cas , l'obstacle

consiste dans un état d'induration et d'épaississe-
ment d'un ou plusieurs points de la membrane
muqueuse qui tapisse l'urètre, et qui se propage
quelquefois jusqu'au tissu cellulaire voisin.

Quelle que soit sa nature, cet obstacle présente de
nombreuses variétés par sa disposition, son étendue,
son intensité, son siége, etc. Dans le plus grand
nombre des cas, les rétrécissemens se trouvent si-
tués au-dessous de la symphise pubienne, vers la
fin de la portion membraneuse de l'urètre. Il est
peu fréquent d'en observer dans les autres points,
et ceux qu'on y rencontre sont ordinairement moins
étendus, moins considérables, et sont, pour la
plupart, constitués par des brides ; mais ils coïn-
icdent assez souvent avec les premiers, qui sont
toujours les plus difficiles à détruire.

Avant de procéder à l'introduction des bougies,
il est toujours essentiel de pratiquer un cathétérisme,
que l'on peut appeler *explorateur*, et que l'on exécute avec une algalie métallique, d'un petit calibre,
presque droite, que l'on introduit en explorant
jusques et au delà de l'obstacle, si on le peut.
Cette exploration a l'avantage de faire connoître le
lieu, la disposition, le degré, le nombre des rétrécissemens ; connoissance indispensable pour déterminer le mode de traitement le plus approprié.
L'on peut encore avoir recours à un procédé imaginé par M. Ducamp, et dont on obtient quelquefois d'heureux résultats (1). Lorsque l'algalie explo-

____

(1) Voyez Traitement par le Caustique.

ratrice ne peut traverser l'obstacle, on doit renoncer au traitement par les bougies, ou du moins il faut que la première dilatation soit produite par un autre moyen, ce que nous aurons soin de faire connoître.

De l'aveu de tous les praticiens, l'introduction des bougies n'est pas toujours une chose facile, bien plus elle est souvent impossible, du moins quand on emploie celles dont on fait ordinairement usage. Quand il n'y a pas d'obstacle, elles arrivent sans peine jusqu'à la partie inférieure de la symphise, où elles commencent à éprouver des difficultés dont on peut triompher quelquefois en pressant avec le doigt la partie du périnée qui lui correspond, ce qui lui fait éviter l'espèce de coude que présente le canal en cet endroit; mais à la rencontre du premier obstacle la bougie s'arrête, ou si elle y pénètre, la moindre pression l'empêche de cheminer: elle se ploie, se pelotonne; on a beau la faire tourner entre ses doigts, elle ne marche point du moins effectivement; et les divers mouvemens qu'on lui imprime deviennent quelquefois très-fatigans pour l'urètre sans en obtenir aucun heureux résultat. Ainsi, sous ce rapport, il convient de dire, avec quelques auteurs modernes, que ce moyen est défectueux et souvent impraticable. Mais si, au lieu de ces bougies pleines dont l'extrémité plus ou moins fine s'engage dans les replis de l'urètre, et se ploie à la moindre difficulté ; si au lieu de ces bougies, dis-je, on se sert de celles qui sont creuses, qui ne diffèrent des sondes de gomme élastique que par l'absence des ouvertures latérales , connues sous le nom *d'yeux*, l'on verra disparoître tous les obstacles qui tiennent à la nature de l'instrument. Je ne parlerai pas de la manière de les introduire ; il en sera question au traitement par les sondes. Voici quelle est leur manière d'agir , leurs avantages et leurs inconvéniens.

On prend une bougie d'un volume proportionné à l'ouverture de l'obstacle que l'on connoît déjà , soit par les empreintes que l'on aura prises , soit par le cathétérisme explorateur dont il a été fait mention. Une fois qu'elle a dépassé l'obstacle , on retire le stylet , et on la fixe par l'un des procédés que tout le monde connoît. Le malade la garde plus ou moins , suivant la douleur qu'elle détermine , c'est ordinairement une demi-heure les premiers jours. Le lendemain , en la réintroduisant , on s'aperçoit déjà qu'elle passe avec plus de facilité ; le troisième jour elle pénètre ordinairement sans peine. On la remplace ensuite par une autre d'un calibre un peu plus gros , et ainsi de suite jusqu'à ce que l'on juge la dilatation du rétrécissement suf-fisante , et que le malade urine , comme on le dit , à plein canal. Alors on ne procède à cette intro-duction que tous les deux jours avec des bougies des n° 10 ou 11 ; on diminue progressivement le nombre des introductions , au point de n'en faire qu'une ou deux par semaine , et l'on cesse lorsque l'écoulement a tout-à-fait disparu. Dès lors la gué-rison est complète.

La manière d'agir de la bougie ne sauroit être douteuse pour personne. Pour peu que l'on presse en l'introduisant, on dilate plus ou moins le point rétréci du canal. Elle exerce sur lui un degré de compression qui devient quelquefois considérable par l'effet de l'action contractile de tissu, ainsi que le démontrent les difficultés que l'on éprouve par moment pour retirer la bougie, ce qui, un instant après, s'opère avec une extrême facilité. Non-seulement la pression exercée par la bougie dilate le point rétréci du canal, mais encore elle facilite la résolution de l'engorgement dont il est le siége, ce dont on peut se convaincre toutes les fois que le rétrécissement se trouve dans un point qui en permet l'exploration par le toucher. Alors on peut suivre les degrés de cette résolution, qui s'opère au fur et à mesure que la dilatation s'effectue ; c'est pour faciliter cette résolution que l'on prescrit en même temps les frictions mercurielles le long de la partie inférieure de l'urètre.

Lorsque la sensibilité locale s'est un peu émoussée, le malade pourrait garder la bougie beaucoup plus long-temps sans en être incommodé : cependant je ne la laisse jamais plus de deux heures par jour. L'expérience m'a prouvé que ce temps suffisoit.

Il est inutile d'introduire les bougies jusque dans la vessie, à moins qu'on ne soupçonne un état variqueux des vaisseaux sanguins du col de cet organe. Je ne connois pas d'exemple de rétrécissement organique de l'urètre à sa portion prostatique, et ceux qui sont produits par une altération de cette glande, sont souvent loin de requérir l'usage des bougies.

Vers la fin, quand on est arrivé aux plus grosses, dont les parois sont assez minces, elles sont susceptibles de plier : pour remédier à cela, il suffit de passer dans leur intérieur une de celles qui ont d'abord servi.

Lorsque la nature et la disposition de l'obstacle permettent de le combattre par l'usage ainsi modifié des bougies, le malade en retire de grands avantages que nous allons exposer en parcourant les divers inconvéniens que quelques auteurs modernes trouvent, ou plutôt imaginent dans cette espèce de traitement, inconvéniens qui tiennent moins à la nature des bougies qu'au mauvais usage que l'on en fait, et au peu de discernement, ou plutôt à l'espèce de routine qui y préside.

On a dit que les bougies nécessitoient une vie sédentaire et un repos absolu ; je peux assurer qu'en ne laissant la bougie que deux heures par jour dans l'urètre, ainsi que je le pratique, le malade peut au bout de huit jours vaquer à ses occupations, pourvu qu'elles ne nécessitent pas de marches fatigantes.

Les bougies occasionnent, dit-on, des douleurs très-vives, et même de l'insomnie, etc. ; nos malades ne s'en sont jamais plaints, ils n'éprouvent qu'une espèce de serrement dans le canal ; c'est l'expression dont ils se servent en général.

On a considérablement exagéré le temps nécessaire à la guérison par l'usage des bougies ; les détracteurs de ce mode de traitement, font sonner
quelques faits où des circonstances particulières ont
pu le rendre très-long et très-compliqué ; mais
ces circonstances qui ne sont malheureusement
pas rares, exercent la même influence, quel que
soit le moyen que l'on emploie ; on peut dire en
général que deux mois au plus suffisent pour
obtenir le degré de dilatation nécessaire, ce qui
constitue la guérison.

On a écrit qu'il étoit impossible d'obtenir par
l'usage des bougies, une dilatation assez considérable du rétrécissement ; mais d'abord, c'est le seul
moyen que l'on puisse employer ; et pour remédier
aux inconvéniens qu'il peut avoir on a des bougies à ventre, à l'instar de celles qu'a proposées
M. Ducamp, qui, en raison de leur flexibilité,
sont d'une introduction très-difficile et même souvent impraticable ; au lieu qu'il est facile d'introduire celles dont nous nous servons, et qui ne
dilatent que le point voulu ; le méat urinaire se
prête sans trop de douleur à la dilatation nécessaire
au passage du ventre, qui varie du reste par sa situation, son étendue et son diamètre (1).

Peut-on partager les craintes exprimées par quel-

---

(1) On trouvera chez M. Lassere, fabricant, rue du Cloître-
Notre-Dame, n° 4, les bougies et les sondes à ventre,
ainsi que nos divers instrumens de gomme élastique.

ques modernes sur les méprises auxquelles peut donner lieu l'introduction des bougies et les ravages qu'elles peuvent produire ? Il faudroit supposer que celui qui y procède, manie cet instrument pour la première fois; mais, pour peu que l'on ait d'habitude, de prudence et de dextérité, on ne pratiquera pas de fausses routes, et l'on ne confondra pas l'obstacle avec des follicules muqueux, ainsi qu'on l'a écrit dans ces derniers temps.

On a dit avec plus de fondement que, dans beaucoup de cas, il n'étoit pas possible d'introduire les bougies. Si l'on veut traiter toutes les rétentions d'urine par ce moyen, on éprouvera beaucoup de difficultés et l'on ne réussira pas; c'est au praticien à distinguer si les bougies peuvent convenir, sinon il ne passera pas, comme on le fait quelquefois, des mois entiers à tâtonner, et à produire inutilement dans l'urètre une irritation dont il n'est pas toujours facile d'arrêter les effets.

Une observation attentive de ce qui se passe quand on traite les rétentions d'urine par les sondes, nous a conduit à modifier, ainsi qu'on l'a vu, le traitement par les bougies. On se rappelle qu'une sonde que l'on introduit dans l'obstacle même avec difficulté, y devient en quelque sorte libre au bout d'un jour ou deux. Au lieu de sortir par la canule, les urines passent entre la sonde et l'urètre; dès ce moment la sonde cesse de comprimer l'obstacle; qui ne se trouve alors dilaté que par la sortie des urines, excepté dans l'instant de quelque contraction spasmodique qui sont quelquefois très-fréquentes ; le corps dilatant devient ordinairement libre et par conséquent inutile dès le troisième jour, en laissant la sonde huit jours dans l'urètre ainsi que cela se pratique, on prolonge en pure perte le traitement de deux mois au moins, sans compter les douleurs et l'incommodité qui en résultent.

Pour en revenir aux bougies, on voit par ce qui précède que leur usage ainsi modifié, est loin d'avoir les inconvéniens qu'on leur attribue, qu'au contraire dans beaucoup de cas on en retire de grands avantages. Elles sont en outre, comme on le verra par la suite, d'une nécessité absolue, pour compléter et consolider la guérison opérée par le caustique.

SECTION II.

Traitement par les sondes.

Lorsque l'introduction des bougies est impossible ou que l'état du malade ne permet pas d'employer ce mode de traitement, il faut viser à d'autres moyens : le premier qui se présente est l'usage des sondes, que l'on emploie de temps immémorial. On est d'ailleurs forcé d'y recourir toutes les fois que la rétention d'urine est complète ; c'est ensuite le mode de traitement le plus généralement adopté par les praticiens : aussi croyons-nous devoir l'exposer avec soin.

Lorsqu'il s'agit d'une rétention complète, on com-

mence par l'usage des bains locaux ou généraux, des
lavemens, des topiques et fomentations émolientes ;
des saignées locales ou générales, etc. Si ces moyens,
méthodiquement administrés, ne produisent pas
l'effet que l'on désire, on a d'abord recours à l'opération connue sous le nom de cathétérisme.

Du Cathétérisme.

Cette opération, connue depuis long-temps, présente beaucoup de variétés sous le rapport des instrumens dont on se sert, et relativement au mode
d'y procéder. Quant aux instrumens, ceux qu'on
emploie de nos jours réunissent en général beaucoup
d'avantages, quoiqu'il y ait cependant un choix à
faire (1) pour ce qui regarde le procédé opératoire,
on sait qu'il est assez compliqué.

La forme et la configuration que présentent les
sondes (2) sont tirées de celles du canal par lequel
on doit les introduire : aussi comportent-elles peu
de variétés, et les modifications que quelques au-

---

(1) Nous ne voyons pas trop la nécessité de leur donner
14 ou 15 pouces ainsi que le veut M. Roux. S'il arrive,
d'après ce que dit ce professeur, d'enfoncer la sonde au point
que les anneaux touchent au gland sans faire sortir d'urine,
cela prouve ordinairement que l'on s'est écarté de la vraie
route, et non que la sonde est trop courte, d'autant plus que
les exemples de longueur extraordinaire de ce canal sont
excessivement rares.

(2) Pour éviter les répétitions, nous nous servirons également des mots sonde et algalie pour signifier le même objet.

teurs leur ont fait subir sont-elles l'effet de l'expérience plutôt que du raisonnement qui semble y répugner d'abord. La forme, les dimensions et la longueur de cet instrument sont connues. Nous nous bornerons à exposer succinctement les règles du cathétérisme, d'autant mieux que dans le cas de liberté de l'urètre, comme nous le supposons ici, il est facile pour quiconque a un peu l'habitude de le pratiquer.

Diverses positions peuvent convenir pour le malade; le plus ordinairement on le fait coucher sur le dos, ayant soin que le lit ou ce qui le remplace ne soit pas trop mou, ce qui pourroit gêner les mouvemens. Il est bon dans tous les cas de placer sous le sacrum un drap en plusieurs doubles afin de rendre cette partie un peu plus élevée. Un léger écartement et une demi-flexion des extrémités pelviennes semblent aussi favoriser l'introduction de l'algalic que le chirurgien tient à sa main droite entre le pouce, l'indicateur et le doigt du milieu, après l'avoir préalablement réchauffée dans sa main ou, encore mieux, plongée dans un liquide chaud et puis enduite d'un corps gras ou oléagineux. Placé au côté gauche du malade, de l'autre main il saisit la verge, porte le prépuce en arrière pour découvrir le gland, l'incline en haut de manière que la verge et la sonde aillent mutuellement à leur rencontre; on l'introduit, elle glisse sans difficulté dans l'urètre, qui doit à son tour glisser sur la sonde; il doit y avoir ici simultanéité d'action entre les deux mains. Dans les

cas les plus ordinaires la sonde arrive sans éprouver
la moindre résistance jusqu'à la portion bulbeuse
de l'urètre; si, au contraire, après avoir pénétré
d'environ quatre ou cinq pouces, elle rencontroit
un corps dur, résistant, il faudroit rapprocher un
peu plus la verge avec le pavillon de la sonde des
parois de l'abdomen, et l'on sentiroit bientôt le bec
glisser sous la symphise pubienne; alors on ramène
la verge et la sonde à la direction perpendiculaire,
ayant soin de ne pas presser sur elle de manière que
son bec puisse entraîner quelques-uns des replis que
forme la membrane muqueuse en cet endroit, notamment chez les vieillards (1). Pour éviter cet accident, qui suffit quelquefois pour faire manquer
l'opération, il faut non-seulement ne pas presser sur
l'algalie quand on commence à la ramener à la perpendiculaire, mais encore la retirer légèrement et
la conduire de manière que le bec glisse sur le bord
arrondi de l'arcade des pubis, et n'aille pas se loger
dans l'espèce de coude que forme le canal en cet
endroit, du moins chez plusieurs individus, et que
l'on voit très-bien dans les planches de Lecat (2).

Il arrive assez souvent que la sonde, conduite par
une main exercée, pénètre pour ainsi dire d'elle-
même quand on la ramène avec la verge à la direc-

----

(1) Il ne faut jamais perdre de vue la disposition que
présente l'urètre à la réunion de ses portions bulbeuse et
membraneuse.

(2) Opération de la taille.

tion perpendiculaire ; mais il est des cas où l'on s
trouve tout étonné de ne pouvoir y arriver malgr
que l'on ait pris les précautions ci-dessus.

Plusieurs circonstances défavorables peuvent s
présenter, il est bon de les connoître.

La symphise des os pubis se prolonge quelquefois
plus bas que dans l'état naturel. Il faut alors augmenter la courbure de l'algalie ou bien abaisser un
peu plus la main aussitôt que l'on sent le bec de la
sonde dépasser le rebord inférieur de cette symphise. Les mêmes modifications seront couronnées
de succès, lorsqu'il y aura engorgement d'une
portion ou de la totalité de la prostate, ayant soin
toutefois de n'exécuter le mouvement ci-dessus que
lorsque le bec de la sonde sera parvenu un peu plus
avant, qu'il aura parcouru la portion membraneuse.

Quelquefois on a à sonder des individus d'une
haute stature et de dimensions proportionnées, il
ne faut pas perdre de vue qu'alors les portions bulbeuse et membraneuse de l'urètre peuvent offrir une
longueur plus considérable surtout chez les vieillards, et à la suite de plusieurs rétentions d'urine ;
si dans ce cas l'on ramène trop promptement la sonde
à la direction perpendiculaire, le bec, au lieu de pénétrer dans la petite ouverture de la portion prosta
tique, va presser la partie supérieure de la portion
membraneuse, entre la face antérieure et supérieure
de la prostate et le bord postérieur de la symphise.

La prostate est susceptible de se racornir, de se
ratatiner au point d'empêcher l'urine de couler et

d'apporter de grands obstacles à l'introduction de la sonde. M. Portal en rapporte des exemples (1). Ce corps glanduleux présente quelquefois d'autres dispositions qui s'opposent au passage de l'instrument. M. Deschamps (2) rapporte à ce sujet des exemples curieux : dans les uns l'orifice vésical de l'urètre étoit pour ainsi dire obstrué par des prolongemens membraneux en forme de bride; dans d'autres l'angle antérieur du trigone vésical présentoit des tumeurs plus ou moins volumineuses que l'auteur regarde comme des fongus, et que sir Everard Home (3) considère comme un engorgement du moyen lobe de la prostate. Quoi qu'il en soit ces tumeurs opposent souvent un obstacle invincible à l'introduction de la sonde. On reviendra sur ce sujet.

Lorsque la portion membraneuse de l'urètre aura été dilatée par l'effet de l'obstacle, la sonde pénétrera plus difficilement dans la portion prostatique.

La manière de sonder, connue sous le nom de *tour de maître*, est généralement désapprouvée par les chirurgiens de nos jours. Sans chercher à la justifier ni à la faire prévaloir, nous observerons qu'il est des praticiens qui lui doivent une réputation brillante et justement méritée. La sonde, entre leurs mains, pénètre avec une certaine facilité alors

---

(1) Anatomie Médicale, tom. 5, pag. 457.
(2) Traité de la Taille, tom. 1, pag. 35.
(3) Traité des Maladies de la Prostate.

même que d'autres praticiens également habiles ont échoué par le procédé ordinaire.

On sait que le tour de maître consiste à introduire l'algalie, sa courbure opposée d'abord à celle du canal. Lorsque le bec de la sonde est arrivé au-dessous de la symphise pubienne, ce dont on s'assure par le toucher ; on fait exécuter au pavillon un demi-cercle par lequel il se trouve ramené à la direction perpendiculaire dont nous avons parlé. C'est pendant ce mouvement de rotation que le bec de l'algalie, dirigée par le doigt indicateur de la main gauche placé dans le rectum, enfile l'ouverture que présente soit l'obstacle, soit la portion prostatique de l'urètre, qui est quelquefois le siége d'une coarctation considérable (1). Il faut convenir néanmoins que pour arriver à ce degré de justesse on doit passer bien du temps à s'exercer. Iroit-on plus loin en suivant une autre route ?

SECTION III.

Des Sondes droites et de la manière de s'en servir.

Il est une troisième manière de sonder qui nous

---

(1) En décrivant l'urètre, M. Deschamps dit que la portion prostatique présente une figure conoïde dont la base correspond à la vessie, et le sommet à la réunion des portions prostatique et membraneuse de ce canal : disposition importante à connoître, puisqu'elle rend raison de la facilité avec laquelle les petits calculs s'engagent dans cette espèce

est propre, ou du moins nous ne sachions pas qu'elle ait été décrite nulle part (1). Voici en quoi elle consiste, et par quelle voie nous avons été conduits à en faire usage.

Vers la fin de 1817, nous eûmes occasion de faire quelques essais, ayant pour but de saisir la pierre dans la vessie, d'en connoître la nature, et de tâcher de la détruire, soit par des instrumens mécaniques,

---

d'entonnoir, et des difficultés insurmontables que présente quelquefois cette disposition à l'introduction de la sonde, surtout si la portion membraneuse est dilatée.

(1) A la vérité, l'on trouve dans Lieutaud le passage suivant : « Je puis assurer, sur la connoissance que j'ai de ces » parties saines ou malades, qu'il n'y a aucun cas, si l'on » en excepte la pierre engagée dans ce canal, qui puisse » empêcher une sonde droite, conduite par une main un » peu exercée, d'entrer dans la vessie (a). »

On trouve les mêmes expressions dans le Dictionnaire universel de Médecine, Chirurgie, etc., qui s'imprimoit en 1772, trois ans après.

Au rapport de M. Deschamps, on trouve dans Albucasis la figure d'une sonde droite. Plusieurs fois, dit ce savant praticien, j'ai sondé avec des algalies presque droites, et il n'est personne qui ne l'ait fait avec succès (b). On sait que Desault sondoit avec des algalies analogues : sa longue pratique l'avoit conduit à leur donner cette forme ; mais je n'ai trouvé nulle part la description du procédé opératoire qui auroit dû se trouver annexé à l'indication de cet instru—ment. Les modernes ne disent rien à cet égard.

(a) Lieutaud, Précis de Médecine pratique, tom. 1, pag. 648, 3e édit. 1769.
(b) Ouvrage cité, pag. 211.

soit à l'aide de moyens chimiques. Le mécanisme de nos instrumens ne nous permettant point de leur donner une forme courbe, la première question qui se présenta fut de savoir si l'on pouvoit arriver dans la vessie avec une sonde entièrement droite. Nos essais ont été répétés à l'infini sur le cadavre d'abord, et ensuite sur nous-même (1), avant d'en faire l'application sur les malades. Depuis cette époque, nous avons eu très-souvent l'occasion de nous en servir dans les cas de rétrécissement complet de l'urètre. Elles nous ont parfaitement réussi. On verra plus loin quelles sont les circonstances où les sondes courbes méritent la préférence.

Il est inutile de nous arrêter à la description de ces sondes ; elles ne diffèrent de celles dont on se sert ordinairement que par le défaut de courbure, comme leur nom l'indique. Néanmoins le bec est susceptible de plusieurs modifications. Il en sera question ailleurs.

Si ces sondes diffèrent peu des autres par elles-mêmes, il n'en est pas ainsi de la manière de procéder à leur introduction. La position du malade est à peu près la même ; le chirurgien se place à son côté droit, tenant la sonde avec le pouce, l'indicateur et le doigt du milieu : le premier est tendu, les deux derniers sont fléchis. Le pavillon de la

---

(1) Quand on veut se soumettre à l'expérience, c'est à n'en pas douter le meilleur moyen d'apprendre à bien diriger cet instrument.

sonde appuie sur le bord externe de l'indicateur, à l'articulation de la phalange avec la phalangine de ce doigt; la main est dans une demi-supination. Avec l'annulaire et le petit doigt de la main gauche, le chirurgien fait glisser le prépuce derrière le gland qu'il met ainsi à découvert : avec le pouce et l'indicateur de la même main, il saisit la verge, soit par ses côtés, soit en pinçant une portion du prépuce, il tire légèrement sur elle, de manière à l'allonger autant que possible, sans cependant déterminer de douleur; il l'abaisse en même temps au point de lui faire former un angle très-ouvert avec la paroi antérieure de l'abdomen.

Les choses étant ainsi disposées, la sonde plongée dans un liquide chaud, et enduite d'un corps oléagineux, on procède à son introduction. Elle glisse, pour ainsi dire, d'elle-même jusques à la partie antérieure de la symphyse, au-devant de laquelle on la sent ordinairement descendre. Arrivée à la partie inférieure de cette symphyse, elle éprouve de la résistance. Si, suspendant alors l'opération, la main gauche prend la place de la droite, et que l'on porte l'indicateur de celle-ci sur le périnée; immédiatement au-devant de l'anus, on sentira aisément le bec de la sonde, à laquelle on peut imprimer de légers mouvemens de percussion, pour rendre la chose plus sensible. On le sentira également si, au lieu de porter l'indicateur sur le périnée, on l'introduit dans le rectum, ce qu'il faut toujours faire dans le cas de rétrécissement. Reprenant ensuite l'opération, l'on abaisse la verge au point de lui donner une direction à peu près parallèle avec la paroi antérieure de l'abdomen. Au même instant, le bord cubital de la main gauche appuie sur la saillie que forme le pubis ; ce qui tend à l'abaisser aussi. La main droite, de son côté, exécute un petit mouvement de rotation par lequel le bec de l'instrument se trouve porté en haut ; dès lors on continue à faire cheminer la sonde vers la vessie, où elle arrive sans peine. Pour peu que l'on soit exercé, tout cela se fait avec une facilité et une rapidité telles qu'elles étonnent les spectateurs. On aperçoit à peine les divers mouvemens que nous venons de décrire, et qu'il est indispensable au chirurgien de bien connoître.

Les précautions indiquées ailleurs pour que le bec de la sonde, arrivé au-dessous, de la symphyse pubienne, ne se coiffe de quelques-uns des replis formés par la membrane muqueuse, sont indispensables pour les sondes droites. Il faut non-seulement ne pas presser contre l'espèce de coude formé par l'urètre, mais encore retirer un peu l'instrument avant de faire exécuter à la main droite le petit mouvement de rotation ci-dessus.

Nous avons promis de revenir sur le bec des sondes droites. Dans les cas de rétrécissemens du canal, nous nous sommes toujours bien trouvé d'avoir donné à cette extrémité une légère courbure, depuis six jusqu'à dix-huit lignes de longueur. Elle donne à nos sondes l'avantage de suivre avec plus de facilité les déviations dont l'urètre peut être suscep-

tible, et que les sondes courbes ordinaires ou entièrement droites ne parcourent que difficilement. Cette
courbure donne aussi de la facilité pour découvrir
l'ouverture du rétrécissement, lorsqu'elle n'est pas au
centre, ce qui est fréquent. Les personnes peu habituées à se servir des sondes droites, trouveront dans
cette petite courbure un moyen de plus pour leur
faire traverser la portion prostatique du canal ; et,
dans cette dernière partie de l'opération, l'on abais-
sera la main d'autant moins que la courbure donnée
à l'algalie sera plus grande.

Les sondes soit entièrement droites, soit mo-
difiées comme on vient de le voir, ont des avantages que l'on ne peut contester; la pratique nous
ayant démontré qu'elles surmontoient plus facilement les obstacles. Examinons si le raisonnement
sera d'accord avec le résultat de l'expérience.

Personne ne peut désavouer que plus un canal
est tortueux, plus il est difficile de le faire parcourir à un corps solide quelconque, surtout lorsque celui-ci ne peut suivre ces sinuosités, qui varient d'ailleurs, que par l'intermédiaire d'une
puissance mobile et incertaine, ainsi que cela a
lieu dans le cathétérisme ; or redresser l'urètre par
l'abaissement de la verge, ainsi que cela a été exposé, c'est à n'en pas douter rendre plus facile
l'introduction de la sonde. D'un autre côté, en abais-
sant la verge, on exerce sur elle une légère traction, ce qui efface, sinon rend du moins longi-
tudinaux la plupart des replis formés par la membrane

muqueuse qui tapisse ce canal , et c'est un grand avantage : ceux qui ont l'habitude de pratiquer le cathétérisme s'accordent à dire, que souvent les plis transversaux de l'urètre suffisent pour empêcher l'instrument d'arriver dans la vessie. Il faut ajouter à cela, 1° la facilité plus grande que l'on a de conduire un instrument droit, et de lui imprimer des mouvemens plus fractionnés ; 2° une position plus avantageuse et moins fatigante de la main qui conduit l'instrument, et qui , dans le cathétérisme par les sondes courbes, se trouve éloignée du corps, plus ou moins gênée au moment surtout où elle a besoin de toute sa sûreté; 3° les sondes droites réunissent plus de force sous le même volume , ce qui dispense d'en faire fabriquer en platine ; mais on verra plus tard que le cathétérisme forcé de-vroit être banni de la pratique.

Malgré ces avantages, il est néanmoins des cas où les sondes courbes méritent la préférence : c'est, 1° lorsque la symphyse des os pubis des-cend très-bas ; 2° lorsqu'une portion ou la totalité de la glande prostate est engorgée ; 3° lorsque en sondant l'on a pour but d'explorer la vessie et de reconnoître les corps étrangers qu'elle pourroit contenir.

Voilà donc trois modes principaux de pratiquer cette opération ; chacun d'eux est susceptible d'un très-grand nombre de modifications dépendantes d'une infinité de circonstances particulières ; mais ce seroit envain que l'on essaieroit de tracer des règles à cet égard : aussi nous bornerons-nous à exposer quelques faits pratiques, et à faire connoître celles des modifications qui nous réussissent le mieux.

Autant le cathétérisme est facile dans les cas où l'urètre est libre, autant il est ennuyeux, difficile et même impossible lorsque ce canal est le siége de rétrécissemens complets ; et, par l'effet d'une fâcheuse bizarrerie de la nature réunie à l'insuffisance des moyens de l'art, on ne peut encore tracer de règles que pour le premier cas. A la vérité ces règles sont applicables à ceux où l'urètre est rétréci, mais on ne trouve pas ici cette justesse et cette précision qui caractérisent l'art de guérir en tant d'autres points : c'est ce qui fait que très-peu de praticiens sont capables d'opposer aux rétentions d'urine un remède sûr, sagement et méthodiquement appliqué, et surtout dépouillé de ces dangers auxquels les malades finissent quelquefois par succomber.

Lorsque l'urètre est rétréci au point de rendre complète la rétention d'urine, le cathétérisme est de l'avis de tous les chirurgiens l'opération la plus difficile que puisse nécessiter l'art de guérir ; le manque de préceptes et le peu d'utilité que l'on retire de l'expérience d'autrui (1) exigent du praticien qui fait de cette partie le sujet de ses médita-

---

(1) Ce ne sera pas dans les livres, dit M. Deschamps, pag. 219, que l'on apprendra à sonder : les meilleurs préceptes à ce sujet instruisent peu.

tions et de ses recherches, beaucoup de prudence,
une grande dextérité, une patience sans bornes, une
longue habitude de faire et une imagination capable de lui suggérer à l'instant même tous les moyens
que peuvent requérir les diverses circonstances susceptibles de se présenter. Il ne doit pas perdre un
seul instant de vue que la moindre imprudence,
la plus petite manœuvre faite au hasard, l'omission
ou l'emploi intempestif de quelques moyens, soit
principaux, soit accessoires, peuvent compromettre
l'existence de son malade.

Dans les cas difficiles où la sonde ne peut triompher de l'obstacle, on emploie successivement les diverses manières de la faire parvenir ; on varie sa courbure ainsi que la position du malade ; on prescrit les
bains, les applications chaudes sur le périnée, etc.;
il est toujours très-important de s'assurer de la direction du bec de l'instrument ; le toucher est le seul
indice à cet égard ; aussi faut-il avoir soin d'introduire souvent le doigt dans le rectum. Nous nous
sommes quelquefois bien trouvé de tenir pendant
quelques minutes la sonde en contact avec l'obstacle, en même temps que l'on appliquoit sur le périnée, un linge trempé dans de l'eau chaude; on peut
aussi se servir d'une bougie que l'on fixe pour quelque temps : à ces moyens et autres analogues, nous
en ajouterons un qui est d'une efficacité plus réelle
et plus constante.

L'on a une canule en gomme élastique, aussi
grosse que peut le comporter le diamètre du canal

antérieur au rétrécissement, et de cinq à sept pouces de longeur ; si l'on n'étoit pas muni de cet instrument, il seroit facile de se le procurer, en coupant une grosse sonde, à peu de distance de ses yeux. Pour en faciliter l'introduction, on oblitère une de ses extrémités soit avec une bougie, soit avec un bouchon fixé au moyen d'un fil qui sert ensuite à le retirer ; on arrondit le bout avec un peu de cire ramollie ; on enduit le tout d'un corps gras, et l'on introduit la canule dans l'urètre jusqu'à l'obstacle, ensuite on retire soit la bougie, soit le bouchon, par le moyen du fil qui sort par l'autre bout ; on passe dans cette canule une algalie, qui non-seulement ne fatigue pas la partie antérieure du canal par les mouvemens qu'on lui imprime, mais qui pénètre dans l'ouverture du rétrécissement avec plus de facilité, surtout si, employant les sondes droites, on exerce une petite traction sur la verge. On conçoit sans peine que cette disposition ne permet la formation d'aucun repli sur la partie antérieure de l'obstacle, et que la petite ouverture, qu'elle soit au centre ou non, doit présenter un enfoncement conoïde que le bec de la sonde ne sauroit manquer ; on peut aussi employer ce moyen pour l'introduction des bougies quand on les croit utiles; si l'on pouvoit penser que l'ouverture du rétrécissement fût assez petite pour ne pouvoir admettre la sonde que l'on introduit, on pourroit faire précéder son introduction de celle d'un stylet mince à bout arrondi ; ce seroit d'ailleurs un moyen d'exploration pour savoir quelle est la direction de la petite ouverture (1).

La sonde étant introduite dans la vessie, on laisse écouler les urines d'un seul jet si elles sont en petite quantité : si au contraire la vessie étoit très-distendue, il seroit à propos de ne leur donner issue que partiellement et à des intervalles peu éloignés. La sonde métallique peut rester impunément un jour et même deux dans l'urètre. Plus prolongé, son séjour fatigue le canal et la portion de la vessie qui correspond à son bec : aussi est-il prudent de lui en substituer au plutôt une en gomme élastique; mais ce n'est pas toujours chose facile; tous les praticiens savent que dans bien des cas, on éprouve de grandes difficultés, ce qui nous a fait employer le procédé que voici, et dont nous nous sommes très-bien trouvés. On fait pratiquer une très-petite ouverture à l'extrémité oculaire des sondes, soit en métal, soit en gomme élastique. Quand on veut remplacer la première par la seconde, on introduit dans l'algalie un fil d'argent d'environ 27 pouces de long, que nous appellerons *Conducteur*; on pratique sur ce fil une empreinte qui fait connoître le moment où il traverse le petit trou de l'extrémité oculaire de la sonde placée dans la vessie. On confie alors à un aide l'extrémité opposée du conducteur qu'il tient immobile, et l'on retire soi-même la sonde ; à peine est-elle sortie de l'urètre que l'aide saisit le fil, immédiatement

____

(1) Collot, pag. 244 et 245, s'en est servi avec avantage.

au-devant de la verge. L'algalie étant retirée , on prend une sonde d'un moindre volume , on fait pénétrer le conducteur dans le petit trou de son extrémité, on la fait glisser sur lui jusqu'à ce qu'elle soit arrivée au gland.

L'aide saisit de nouveau le conducteur par son extrémité, le tient toujours immobile, ce qui l'empêche soit de sortir, soit de piquer la vessie. Le chirurgien continue à faire glisser la sonde sur lui en la faisant tourner entre ses doigts. Ordinairement elle arrive sans peine, et l'on retire ensuite le conducteur. L'idée première de ce procédé ne nous appartient pas, nous l'avons trouvée depuis exprimée dans l'ouvrage de M. Nauche ; mais nous ne sachions pas qu'il ait été employé avant nous. Au commencement de l'année dernière nous eûmes à traiter un malade dont les urines couloient par un jet filiforme et souvent interrompu. Après avoir essayé inutilement les bougies et les sondes en gomme élastique, nous employâmes à l'algalie, qui pénétra sans beaucoup de peine. L'ayant retirée quelques heures après, nous ne fûmes pas plus heureux pour l'introduction de la sonde flexible. On réintroduisit l'algalie, le conducteur fut placé, comme on vient de le voir, et par ce moyen nous introduisîmes sans peine une très-petite sonde. Il est bon de savoir qu'il étoit impossible à ce malade de garder le repos. Depuis cette époque nous nous sommes souvent servi du conducteur, et toujours avec avantage.

Que l'on ait recours ou non à ce procédé, il faut substituer à l'algalie une sonde flexible que l'on renouvelle tous les six ou huit jours, en augmentant successivement de volume. On les fixe de même que les bougies par l'un des procédés que chacun connoît.

L'usage des sondes est très-désagréable les premiers jours, il est même quelquefois assez douloureux ; mais on finit bientôt par s'y accoutumer, au point de vaquer à ses occupations. Le malade doit néanmoins éviter de marcher beaucoup, lors même qu'il ne s'en sentiroit pas incommodé. Il est essentiel aussi que, dans les premiers temps, il soit soumis à un régime sévère. On lui prescrira des bains de siége, des lavemens, des cataplasmes émoliens, et même des sangsues au périnée, si l'érétisme est considérable ; on tiendra le ventre libre au moyen de doux et légers minoratifs. Il convient de donner une tisane rafraîchissante et un peu diurétique, et de tenir, pendant quelque temps, le malade à la diète végétale, et à l'usage du vin mouillé dans beaucoup d'eau. On aura soin d'éloigner tout ce qui pourroit provoquer les érections.

Dix ou quinze jours suffisent ordinairement pour accoutumer l'urètre à la présence du corps étranger, et faire disparoître les accidens qu'avoit produits soit la rétention prolongée de l'urine, soit l'introduction de la sonde que le malade supporte ensuite facilement jusqu'à ce que l'on juge la dilatation convenable.

Les sondes ont deux avantages bien manifestes ; dilater l'obstacle à la manière d'un coin , ainsi que le font les bougies , et fournir une voie libre à l'écoulement des urines. En dilatant l'obstacle , la sonde , ainsi que la bougie , exerce sur lui une compression qui est toujours favorable à la résolution de l'engorgement. Les avantages que nous avons obtenus en ne laissant le corps dilatant dans l'urètre qu'un temps déterminé , ne nous permettent guère de douter que cette compression agisse plus efficacement lorsqu'elle est momentanée , que lorsqu'elle est continuelle , du moins dans le cas dont il s'agit ici. On sait que les Anglais retirent de grands avantages de la compression dans le traitement de plusieurs maladies.

D'après ce qui a été dit, en parlant des bougies, on a pu voir que l'usage des sondes se réduit pour nous aux circonstances suivantes , 1° lorsque l'état de la vessie exige que l'on porte dans son intérieur, un corps qui augmente sa contractilité ; 2° lorsqu'il est nécessaire d'empêcher l'urine de sortir par un conduit artificiel ; 3° lorsqu'un état variqueux des vaisseaux du col de la vessie , ou tout autre, exige une compression continuelle , ou une dilatation permanente : hormis ce cas, nous nous bornons à introduire le corps dilatant au delà de l'obstacle dans lequel nous le laissons ordinairement deux heures.

Quelques modernes blâment à l'envi la conduite des maîtres de l'art relativement à l'emploi des sondes dans le traitement de la rétention d'urine ; on leur a reproché des inconvéniens qu'elles n'ont point, et l'on a exagéré ceux qu'elles peuvent avoir. On a dit qu'il étoit souvent impossible de faire pénétrer dans la vessie une algalie, même d'un petit calibre, et que les diverses tentatives que l'on faisoit pour y arriver avoient souvent les suites les plus funestes. Il semble que ces auteurs ne regardent comme utiles que les moyens proposés par eux, ou bien qu'il leur a été plus commode de crier que ce moyen étoit mauvais que de faire un aveu contraire à leur amour-propre. On sait très-bien qu'il se présente quelquefois des circonstances défavorables ; mais elles sont en trop petit nombre pour servir de règle et donner lieu de crier contre ce procédé : quel est d'ailleurs celui qui n'a pas ses imperfections ?

« Pour parvenir dans la vessie, dit M. Petit, il faut que la sonde franchisse de vive force tous les obstacles qui se rencontrent dans le canal (1). » Ne diroit-on pas que l'auteur semble confondre le cathétérisme forcé, pratiqué avec des sondes coniques, et celui qu'un praticien prudent et expérimenté exécute avec une algalie ordinaire qu'il conduit avec la dextérité et la circonspection nécessaires jusque dans la vessie, après avoir franchi, à l'aide d'une pression douce et modérée, les divers obstacles qui ont pu se présenter ?

---

(1) Mémoire sur la Rétention d'Urine.

On a dit que l'usage des sondes nécessitoit un repos absolu..... L'expérience prouve qu'ordinairement quinze jours de repos suffisent, et qu'ensuite le malade peut faire un peu d'exercice.

L'on a aussi singulièrement exagéré le temps nécessaire à la guérison, comme s'il étoit possible d'oublier que, dans quelques cas, elle est fort longue quel que soit le moyen employé.

Il en est des sondes comme des bougies : si l'on veut combattre par ce moyen toutes les rétentions d'urine ainsi que semblent le faire quelques praticiens, il aura certainement des inconvéniens qu'il est loin d'avoir, n'étant employé que lorsque l'état du malade en requiert l'application.

Les sondes, introduites et laissées à demeure dans l'urètre, ont des inconvéniens que l'on ne peut révoquer en doute : aussi doit-on en restreindre l'usage aux circonstances qui les exigent impérieusement comme les inerties, les relâchemens de vessie, quelques fistules urinaires, etc. Quant à leur action comme moyen dilatant, elles deviennent le plus souvent inutiles dès le troisième jour ; c'est ce qui nous a conduit à en modifier l'usage ainsi qu'on l'a vu à l'article des bougies.

SECTION IV.

Des Sondes coniques et du Cathétérisme forcé.

Il est une autre espèce de sondes et une autre manière de sonder dont nous n'avons pas encore parlé, bien qu'elles soient employées par des praticiens d'un grand mérite. Ces sondes ne diffèrent de celles dont on se sert ordinairement qu'en ce que leur extrémité oculaire se termine par une pointe pleine plus ou moins allongée, et qui va toujours en diminuant comme leur nom l'indique. Le motif de cette disposition n'est douteux pour personne; l'on a en vue de traverser plus facilement les obstacles : y parvient-on? c'est ce que nous allons examiner. On connoît assez la structure de l'urètre ainsi que la manière dont se comporte la membrane muqueuse qui tapisse ce canal : dans tous les organes revêtus par elle et susceptibles d'une certaine dilatation, cette membrane présente une foule de petits replis qui disparoissent quand l'organe est dilaté. Par sa disposition la sonde conique n'efface qu'un très-petit nombre de ces replis : aussi chemine-t-elle avec assez de peine. Arrivée à l'obstacle où les replis forment des inégalités encore plus grandes, à moins qu'on ne rencontre *à priori* le centre de l'orifice, cette pointe glisse plus difficilement sur ces inégalités toutes les fois qu'elle porte sur un point de la circonférence, ce qui est le plus ordinaire. Supposons l'obstacle vaincu, après avoir traversé la portion membraneuse de l'urètre, la pointe de l'algalie pénétrera-t-elle facilement dans la portion prostatique qui est plus ou moins resserrée, et présente par conséquent des replis assez multipliés? Etant pointue, cette extrémité n'aura-t-elle pas plus de tendance à s'engager dans ces replis que si elle étoit mousse? Le raisonnement est d'accord avec l'expérience; car tous les praticiens savent qu'il est toujours plus facile de sonder avec une algalie un peu volumineuse; néanmoins, dans le cas de rétrécissement, il ne faut pas que ce volume trop considérable vienne encore ajouter aux difficultés qu'engendre l'obstacle.

Un inconvénient bien plus grave des sondes coniques consiste dans l'abus que l'on peut en faire. Quand on a déjà passé quelques heures en essais infructueux auprès d'un malade, les cris et le découragement de ce dernier, la fatigue, l'ennui, l'impatience, le désir d'arriver font que l'on emploie un peu plus de force qu'il ne faudroit; l'algalie pénètre de quelques lignes, l'on croit avoir déja fait un grand pas; l'on force encore, et la sonde pénètre, mais les urines ne paroissent point. Que devient alors l'extrémité de la sonde que l'on a déjà enfoncée jusques au pavillon? Nous ne saurions dire qu'elle est trop courte ainsi que le pense l'un des rédacteurs du Dictionnaire de médecine.

On ne peut pas trop se rendre raison de ce qu'on peut espérer de la force pour vaincre les obstacles dont il s'agit ici, ni de l'emploi de ces algalies en forme de poinçon, construites avec le métal le plus dur (le platine). Penseroit-on par hasard que le rétrécissement, ou la portion prostatique du canal, quelque contractée qu'elle soit, puisse résister à une pression douce, graduelle et modérée, telle qu'on peut l'exercer avec une algalie ordinaire? Toutes les fois que l'obstacle ne cède pas à cette pression, c'est que la sonde n'a pas rencontré le centre de l'orifice; qu'elle dirige son action sur tout autre point; en un mot, c'est qu'elle s'écarte de la vraie route. Si l'on continue alors à employer la force, la sonde pénètre dans les chairs, ou bien elle va percer le rectum, ou bien elle perce la vessie par son bas-fond : plus fréquemment elle se loge entre le rectum et la vessie. Ce n'est pas qu'elle puisse se porter sur les côtés de cet organe et même à sa partie antérieure qu'elle laboure dans une étendue plus ou moins grande. Quelle que soit la direction de la sonde, le chirurgien se trouve tout surpris de ne pas voir couler l'urine; recommence-t-il ses tentatives, elles ne sont pas plus heureuses? Il est impossible de calculer les résultats que peuvent avoir de pareils désordres, surtout étant produits sur des organes déjà souffrans : l'inflammation ne tarde pas à s'en emparer; il en résulte des dépôts qui varient par leur siége, leur nombre, leur grandeur, leur terminaison, etc. Si le produit de l'inflammation se fait jour au dehors, c'est le cas le plus heureux, il en résulte une fistule; si l'abcès s'ouvre dans le rectum, le malade peut conserver une communication entre cet intestin et la voie urinaire, ce qui est fort désagréable; s'il s'ouvre dans le petit bassin, la terminaison est ordinairement funeste : quelquefois les abcès sont très-lents à se former; ce n'est même que par le dépérissement et le mauvais état du malade que l'on peut en soupçonner l'existence.

Observation. M. C. fut affecté d'une rétention complète d'urine dans le mois de février 1822. Plusieurs chirurgiens essayèrent en vain de le sonder; il fut enfin décidé que l'on emploieroit le cathétérisme forcé, parce qu'il valoit mieux s'exposer à faire une fausse route que de recourir à la ponction. Au lieu d'une, on en fit au moins deux; la sonde finit cependant par arriver dans la vessie, les urines coulèrent, et le malade se trouva soulagé; ce qui dura même quelque temps, au bout duquel nous eûmes occasion de le revoir pour des douleurs sourdes qu'il éprouvoit dans la région sacrée. Ces douleurs réunies à un amaigrissement assez considérable, et une espèce de fièvre lente, nous firent soupçonner l'existence de quelque vaste abcès dans le petit bassin. Nous fûmes cependant forcés de rester dans le doute, étant réduits aux seuls signes rationnels; nous avons appris quelque temps après qu'il avoit succombé dans un état de marasme, et que l'autopsie avoit démontré un vaste foyer occupant une partie de l'excavation du bassin. Toute réflexion devient ici inutile, la cause des désordres qui ont déterminé la mort est assez palpable.

A peine avons-nous parlé des fausses routes. Elles présentent beaucoup de variétés par leur siége, leur nombre, leur étendue, leur direction, les parties qu'elles intéressent et le lieu où elles aboutissent. Toutes ces variétés apportent des modifications à la manière de les traiter et au résultat du traitement. Il n'est pas toujours facile de juger *à priori* le degré du danger auquel elles exposent. Dans tous les cas elles sont fâcheuses, ne seroit-ce que par les obstacles qu'elles opposent au rétablissement de la route naturelle. Celles qui communiquent dans le rectum à une certaine hauteur, qui perforent la vessie par son bas-fond, ou qui intéressent la prostate, ont un caractère de gravité plus considérable ; elles compromettent même assez souvent les jours du malade : les lésions de la prostate s'accompagnent quelquefois des symptômes les plus alarmans : l'augmentation de son volume et de sa sensibilité rendent la présence de la sonde insupportable, et le patient finit par la retirer lui-même. L'urine ne trouvant pas une issue libre, s'infiltre ; de là une inflammation très-intense, suivie d'abcès énormes ; à ce cortége de phénomènes viennent se joindre ceux d'une nouvelle rétention, et le malade périt au milieu des angoisses les plus terribles.

Nous avons supposé jusqu'ici que malgré les fausses routes la sonde avoit pénétré dans la vessie ; mais il est des cas où l'on ne peut y parvenir malgré tous les efforts possibles. Les ravages qu'aura produits l'instrument seront de graves obstacles à la réussite des autres moyens que l'on pourroit employer. Si ce que je viens de dire sur les sondes coniques et le cathétérisme forcé laissoit encore des doutes sur les dangers de cette méthode, on n'auroit qu'à écouter M. Deschamps, bien qu'il n'en soit pas lui-même ennemi. « Dans bien des circonstances, même entre les mains les plus habiles, il est suivi d'accidens formidables; quelques malades même en ont été victimes; la sonde n'arrive quelquefois dans la vessie qu'après avoir traversé la prostate (1). »

S'il en est ainsi, dira-t-on, comment envisager les heureux effets que nombre d'auteurs disent avoir retirés de cette manière de sonder? Un instrument dangereux par lui-même peut devenir innocent entre des mains habiles habituées à le manier. Il est ensuite bien démontré qu'en médecine comme en bien d'autres choses l'on tient plus de compte des succès que des revers. En parlant d'une observation communiquée par M. Garre, dans laquelle Desault, employant le cathétérisme forcé, avoit pénétré d'abord dans le rectum et de là dans la vessie, de manière que le malade avoit conservé l'incommodité de rendre ses urines par l'urètre et par l'anus : « Que de pareilles observations seroient bien intéressantes, dit M. Deschamps, à côté du précepte de forcer l'obstacle; mais on les passe sous silence. Ce ne sont pas elles qui enrichissent un journal (2). »

SECTION III.

Traitement par le Caustique.

Nous employons depuis quelques années, pour combattre les rétrécissemens de l'urètre, un moyen assez peu rationnel, à la vérité, mais qui est souvent suivi d'un résultat satisfaisant. Ce moyen, dont l'idée

---

(1) Ouvrage cité.
(2) Ouvrage cité.

première remonte assez loin, a, comme tous ceux de ce genre, trouvé quelques partisans et beaucoup de détracteurs. Actuellement encore on est loin d'être fixé à son égard : cela dépend moins de la nature du remède lui-même que de la manière dont chacun l'envisage. Ses partisans le prônent comme un moyen héroïque dont on ne sauroit trop apprécier les avantages; mais chacun veut posséder la meilleure manière de l'appliquer; on ne manque pas de déprécier celle des autres : on en grossit les inconvéniens; bien plus, on atttibue au procédé ce qui est inhérent au caustique. Quelques praticiens l'emploient sans discernement toutes les fois qu'ils ont à traiter des rétentions d'urine; ils ne prennent pas même les précautions nécessaires pour que son application soit exempte d'accidens accessoires, tels que les ravages qu'il peut produire lorsqu'il s'échappe, et qu'il reste dans l'urètre (1), ou par une mauvaise direction imprimée à l'instrument, ce qui occasione quelquefois des hémorragies formidables. Un très-grand nombre de praticiens trop timides conçoivent, voient même les heureux résultats obtenus par le caustique, mais ils n'oseroient jamais l'employer. L'exagération de ses avantages n'a pas peu contribué à décréditer ce moyen. A entendre quelques-uns de ses partisans il n'y auroit pas un seul cas de rétention d'urine qui dût résister à l'action

---

(1) Voir, pour s'en convaincre, l'ouvrage de sir Everard Home sur cette matière.

puissante du nitrate d'argent fondu, comme s'il étoit possible de traiter toutes les maladies par un seul remède. C'est ainsi que, faute de se renfermer dans de justes limites, ils ont entravé l'administration d'un médicament dont on retire des avantages incontestables, en apportant à son application, qui ne doit jamais être hasardée, toute la dextérité et la circonspection qu'elle nécessite.

Une distinction importante à faire, c'est d'isoler avec soin des accidens que le caustique peut produire tous les inconvéniens attachés à son emploi intempestif ou inutile, et à la manière défectueuse de son application. Pour savoir si le caustique peut devenir nuisible par lui-même dans l'urètre, il suffit de rappeler son mode d'action sur nos tissus : on sait qu'elle est limitée à la partie avec laquelle il est en contact, qu'il ne détermine en général qu'une douleur passagère; qu'il agit très-superficiellement quand son application est momentanée; qu'il modifie d'une manière spéciale les propriétés de tissu, et corrige les aberrations de la sensibilité, ainsi que le démontre l'usage journalier que l'on en fait. Le caustique ne sauroit avoir dans l'urètre une action différente de celle qu'il exerce sur tout autre point. Aux preuves fournies par l'analogie et le raisonnement, on peut joindre le résultat de l'expérience, qui est très-concluant à cet égard, malgré les imperfections de diverses manières d'opérer. Son application seule présente quelques différences; la vue ne peut la surveiller; il n'y a que le toucher et quelques moyens artificiels qui servent de guide : aussi ne sauroit-on prendre assez de précautions.

Deux séries de circonstances peuvent requérir l'emploi du moyen dont il s'agit. Dans la première, qui est la plus nombreuse, nous supposons la possibilité d'introduire préalablement un corps dilatant dans l'obstacle. Dans la seconde, cette introduction devient impossible. Voyons d'abord la première.

Lorsqu'il s'agit de traiter une rétention d'urine produite par un rétrécissement organique de l'urètre, et que cette rétention est complète, le premier soin est ordinairement de donner issue au liquide par le cathétérisme ; l'on a vu la manière de le pratiquer et de substituer une sonde flexible à celle de métal. Lorsqu'au contraire le malade conserve encore la faculté de se débarrasser de l'urine, ce qui arrive le plus souvent, l'on cherche à prendre connoissance de l'obstacle ; nous allons voir comment on y parvient.

Deux moyens principaux sont à la disposition du praticien : 1° le cathétérisme explorateur dont il a été question en parlant des bougies ; 2 ° le procédé imaginé par M. Ducamp, qui consiste en une canule de gomme élastique au bout de laquelle est fixé un pinceau de soie plate que l'on plonge dans une substance emplastique en fusion ; quand il s'en est fixé une suffisante quantité au pinceau, on la malaxe entre ses doigts, on la roule et on la dispose de manière qu'elle forme au bout de la canule une extrémité arrondie d'environ deux lignes de longueur (1). On introduit cet instrument dans l'urètre après l'avoir huilé ; on le pousse jusqu'à l'obstacle contre lequel on presse légèrement ; au bout d'une ou deux minutes, on le retire avec précaution. Il n'est pas rare que la substance emplastique, ramollie par la chaleur de l'urètre et pressée contre l'obstacle, en retienne l'empreinte, et qu'une portion s'engage même dans l'orifice du rétrécissement ; on saura néanmoins que ce résultat n'est pas constant et qu'il arrive plus d'une fois de retirer la sonde exploratrice sans acquérir la moindre notion sur la disposition du rétrécissement ; la substance emplastique est seulement un peu aplatie d'arrière en avant. Il arrive quelquefois qu'en cherchant à prendre ainsi l'empreinte avec cet instrument, l'on détermine un écoulement même considérable de sang, ce qui ne nous paroît pas dangereux ; mais voici une observation qu'il ne faut jamais perdre de vue. Lorsque l'obstacle existe au-dessous de la symphyse pubienne, ce qui est le plus ordinaire, l'empreinte obtenue par la sonde exploratrice pourroit induire en erreur. En prenant cette empreinte, on exerce une légère pression que la partie inférieure du canal supporte par deux motifs : d'abord parce qu'elle offre le moins de résistance, la partie opposée étant appuyée contre la symphyse ; ensuite la direction du canal porte la sonde à agir sur elle : aussi observe-t-on presque constamment que la sonde exploratrice présente un

---

(1) Cet instrument, que l'auteur appelle sonde exploratrice, peut être modifié de plusieurs manières.

renflement de substance emplastique à sa partie inférieure, ce qui, d'après l'inventeur de ce procédé,
feroit croire que l'obstacle s'est formé aux dépens
de cette partie inférieure du canal, et si l'on diri-
geoit constamment sur elle l'action du caustique,
on feroit courir des dangers à son malade.

Lorsque par cette connoissance jointe à celles que
l'on peut retirer de l'introduction du doigt dans le
rectum, de l'excrétion de l'urine, en un mot d'un
examen attentif du sujet, on a jugé l'application
du caustique avantageuse, on y procède avec méthode ; supposant toujours que l'érétisme, tant
local que général, ou une sensibilité exaltée ne s'y
opposent pas. Il seroit inutile, je pense, d'exposer
ici les divers procédés proposés par les auteurs pour
porter le caustique dans l'urètre. Leur nombre est
assez considérable, et ils ont tous quelques inconvéniens. Nous nous bornerons à celui qui en a le
moins. Il a été tout récemment imaginé par M. Ducamp. Comme ce procédé est un peu compliqué
nous avons dû chercher à le modifier en le simpli-
fiant. Voici en quoi il consiste : on a des canules
en gomme élastique d'une longueur proportionnée
à la distance de l'obstacle et d'un diamètre capable
de remplir la capacité de l'urètre, du moins à la
partie antérieure de l'obstacle, afin d'effacer les
replis formés par la membrane muqueuse. Le diamètre de ces canules peut ne pas être aussi grand partout et présenter un petit rebord à leur extrémité,
qui sera d'ailleurs lisse, arrondie et percée d'une

ouverture moins grande que la capacité de la canule, qui, en d'autres termes, doit offrir un rebord
intérieur en cet endroit (1).

Le porte-caustique, proprement dit, est un petit
cylindre en argent, en or ou en platine de six lignes
de long et d'une ligne et un quart de diamètre. Une
de ses extrémités est arrondie; l'autre présente un
petit rebord extérieur destiné à l'empêcher de dépasser l'extrémité de la canule dont nous venons
de parler. Ce cylindre est creux dans les huit
dixièmes de sa longueur à partir de l'extrémité
qui porte le rebord où il est cannelé en spirale pour
recevoir un cylindre approprié et fixé à l'extrémité
d'une sonde ou d'une bougie en gomme élastique
ou bien encore d'un fil d'argent, dont la longueur
doit dépasser celle de la canule. A une demi-ligne
de l'extrémité arrondie du porte-caustique est une
rainure de deux lignes de longueur occupant le tiers
de sa circonférence. Cette rainure est destinée à
recevoir le caustique, que l'on y fait passer au moyen
du chalumeau ou par tout autre procédé. Il faut que
cette rainure soit exactement remplie. On l'introduit dans la canule de manière que son extrémité
aille boucher la petite ouverture de celle-ci, et que
l'instrument ainsi complété soit facile à introduire ;
on le pousse jusqu'à l'obstacle, dans lequel on fait

---

(1) Cette canule se trouve représentée pl. II ; *voy.* l'explication.

pénétrer le cylindre qui porte le caustique, en poussant soit la bougie, soit le fil d'argent qui dépasse l'extrémité antérieure de la canule, et sur lequel est une marque destinée à faire connoître de quel côté est le nitrate d'argent. On tourne le manche du porte-caustique entre ses doigts de manière à cautériser la circonférence ou seulement une partie de l'obstacle suivant qu'on l'aura jugé nécessaire. Avant de retirer l'instrument on fait rentrer le caustique dans sa gaine, afin qu'il n'intéresse nullement la portion de l'urètre antérieure à l'obstacle ; il est essentiel de ne laisser le caustique en contact avec le rétrécissement que trente secondes ; si on l'y laisse une minute, comme on en donne le précepte, voici ce qui arrive : non-seulement son action est trop énergique, mais encore elle ne se borne pas à la partie avec laquelle il a été mis en contact ; la quantité dissoute est trop considérable ; comme elle dirige toute son action vers la partie la plus déclive, elle y détermine quelquefois des accidens. Aussi vaut-il mieux multiplier les applications et qu'elles soient plus légères et plus courtes.

En procédant ainsi, il est facile de juger que l'application du caustique n'a rien de dangereux ; on ne craint pas de faire une fausse route, puisque déjà l'obstacle est un peu dilaté et que le porte-caustique peut y pénétrer sans exercer la moindre pression. Il est de toute impossibilité que le caustique puisse s'échapper, par la fusion il s'est enchâssé dans la cavité qui le renferme ; on n'a pas à redouter la lésion de la paroi inférieure de l'urètre, puisque l'application du caustique étant pour ainsi dire instantanée, son action est superficielle et bornée aux parties qu'il a touchées.

Les applications doivent être réitérées tous les trois ou quatre jours ; on en fait de quatre à huit, même plus si le cas l'exigeoit. Dans l'intervalle on peut passer une petite bougie ; il arrive très-souvent que l'on peut s'en dispenser. Mais, lorsque les applications sont terminées, ce que l'on connoît par l'écoulement libre et facile des urines, il est essentiel d'introduire au moins une fois par jour une sonde ou une bougie creuse dont on augmente successivement le volume, jusqu'à ce que le point rétréci du canal ait récupéré son diamètre naturel, ce à quoi l'on parvient par les procédés exposés au traitement par les bougies ; nous observerons seulement qu'il est des cas où les sondes courbes et à ventre sont bien préférables aux autres : elles gênent beaucoup moins l'urètre, dont elles ont naturellement la courbure. Ici, comme dans tout autre cas, la dilatation du point rétréci doit être portée à quatre lignes ou quatre lignes et demie suivant la dilatation naturelle de l'urètre chez le sujet affecté. Chaque cas peut exiger des particularités qu'il seroit impossible d'exposer ici ; le génie du praticien y suppléera toujours suffisamment. On peut dire qu'en général il ne faut pas distendre l'obstacle trop brusquement ; on évite des douleurs intolérables au malade, et l'on obtient une cure plus durable.

L'autre série de circonstances qui peuvent requérir l'application du caustique est beaucoup moins nombreuse pour nous. On ne rencontre que rarement des rétentions complètes où l'on ne puisse sonder le malade, et dans lesquelles l'application du caustique soit jugée avantageuse; mais il n'est pas aussi rare de rencontrer de ces rétentions anciennes d'urine avec désorganisation plus ou moins considérable du canal qui est en partie oblitéré et par lequel les urines ne coulent qu'en très-petite quantité, la plus grande partie sortant par des routes artificielles. Dans ces sortes de cas la sonde ne peut pas toujours pénétrer, et le caustique a quelquefois d'heureux résultats. Il s'agit de se frayer une route; le procédé que nous avons indiqué seroit loin de convenir, puisqu'il suppose une légère dilatation préalable du rétrécissement. Nous avons recours à une autre manière qui est généralement mise en usage par nos voisins d'outre-mer, et même par quelques praticiens français; elle diffère néanmoins en ce que le caustique ne peut jamais s'échapper, et qu'il n'intéresse nullement la partie de l'urètre antérieure au rétrécissement; inconvéniens toujours fort graves, quoi qu'en disent quelques médecins angais.

Voici en quoi elle consiste : on a une canule flexible, analogue à celles que nous avons décrites plus loin, on l'introduit dans l'urètre jusqu'à l'obstacle; si l'on a bouché son ouverture, on retire le bouchon par le moyen du fil auquel il est fixé; ensuite on introduit dans cette ca-

nule l'instrument représenté pl. 11 (1) : c'est un
fil d'argent, ou une petite bougie flexible au
bout de laquelle est fixé le porte-caustique, qui
est un petit cylindre creux, en or ou en platine,
de quatre lignes de long, sur une et demie de diamètre. Vu extérieurement il présente à son milieu
un petit rebord destiné à l'empêcher de dépasser
l'extrémité de la canule ; il est cannelé en ligne spirale
dans les deux tiers de son intérieur, pour recevoir
une petite vis placée à l'extrémité de la bougie
ou du fil d'argent qui lui sert de manche, l'autre
tiers présente une cavité conoïde dont la base
correspond à la tête de la vis qui en forme
la paroi, et le sommet à l'extrémité du cylindre
qui se termine lui-même en forme de cône
tronqué ; cette petite cavité est destinée à recevoir le caustique que l'on y place en l'y faisant
couler, le cylindre étant disposé de manière
qu'il puisse dépasser un peu son extrémité tron-
quée ; ou bien encore, la vis étant ôtée, on y
introduit un petit cône de nitrate d'argent disposé pour cela. On peut remplacer le cylindre
ci-dessus par une espèce de porte-crayon, également en or ou en platine, dont les branches
sont pressées par une virole qui ne peut avancer
ni reculer qu'à la manière des vis ; cette virole
fait de plus l'office du rebord dont nous avons
parlé plus haut. Quelle que soit la manière de le

---

(1) *Voy.* l'explication.

fixer il doit toujours dépasser un peu l'extrémité de l'instrument qui le porte. Ainsi disposé, le caustique ne pourra jamais s'échapper, il ne cautérisera que la partie que l'on veut attaquer, les autres ne sauroient recevoir aucune atteinte; à la vérité l'on n'a ici d'autre guide que la connoissance exacte de la direction du canal. Néanmoins l'expérience démontre suffisamment que ce procédé n'est pas aussi défectueux qu'on pourroit le croire d'abord. C'est le seul qui ait été employé, jusque dans ces derniers temps, et dans le plus grand nombre des cas sans accidens, bien que le caustique pût se détacher, comme sir Éverard Home en convient, et que la portion du canal antérieure au rétrécissement en supportât l'action; inconvéniens que nous sommes parvenus à éviter. Les applications se feront comme dans le cas précédent; elles seront très-courtes et réitérées tous les trois jours. Il est essentiel que le malade soit couché sur le dos, et même que le sacrum soit un peu plus élevé, afin que la portion dissoute du caustique se porte sur le rétrécissement et non sur la paroi inférieure de l'urètre. Il seroit difficile de déterminer *à priori* quel sera le nombre des applications nécessaires, puisque c'est par le caustique que l'on se fraie une route; on ne peut cesser son usage que lorsque le but est rempli. Chaque application doit être précédée d'un essai de l'introduction de l'algalie; on peut même essayer chaque fois d'obtenir l'empreinte de l'état des parties par le moyen de la sonde exploratrice de M. Ducamp (1). Une fois que l'obstacle est détruit, que les sondes peuvent parvenir dans la vessie, on se comporte comme dans le cas précédent.

Lorsque les urines ont coulé pendant quelque temps par des routes artificielles, il n'est pas aussi facile que l'ont avancé quelques auteurs d'obtenir la guérison de ces fistules; à la vérité il suffit quelquefois de rétablir la route naturelle des urines pour qu'elles cessent d'elles-mêmes d'y passer sans que l'on soit obligé de tenir les sondes à demeure dans l'urètre; mais il est des cas où le trajet fistuleux présente dans toute sa longueur des callosités considérables revêtues d'une espèce de membrane muqueuse de nouvelle formation qui sécrète un fluide propre à enlubrifier la surface. Ces callosités sont susceptibles de s'étendre en tous sens et d'envahir une plus ou moins grande partie du tissu cellulaire du périnée. Lorsque les fistules présentent ces complications on éprouve de grandes difficultés pour en obtenir la guérison; on est souvent forcé d'inciser le trajet et d'enlever avec la nouvelle membrane une partie des tissus endurcis. Il nous est souvent arrivé d'obtenir la cure de fistules, même anciennes, en introduisant une sonde dans l'urètre toutes les fois que le malade veut uriner, pourvu qu'il soit très-attentif à la passer, que cette sonde remplisse exactement la capacité de l'urètre, et qu'il ne fasse pas d'effort en urinant, ce qui pourroit

---

(1) Ce qui donne la facilité de diriger l'action du caustique et de suivre les progrès de la guérison.

faire sortir le liquide entre la soude et le canal, la fistule finit ordinairement par se fermer (1).

Si l'expérience démontre chaque jour les bons effets du caustique contre les rétentions d'urine, elle ne laisse pas ignorer les accidens auxquels on expose les malades quand on l'applique sans le discernement et les précautions nécessaires. Il nous arrive assez souvent d'Angleterre des malades qui, après en avoir éprouvé tous les mauvais effets, viennent, avec une désorganisation considérable de ces parties, réclamer en France un traitement plus méthodique et plus rationnel. L'exemple suivant, pris parmi beaucoup d'autres, en est une preuve.

M. M....., fait prisonnier en Angleterre en 1809, y fut pris d'une rétention d'urine provenant, dit-il, d'injections astringentes qu'il avoit faites pour se débarrasser d'une blennorrhagie. Ayant passé trois jours en essais infructueux pour le sonder, le docteur Dobson se décida à employer le caustique, dont il fit trente et quelques applications avant d'arriver à la vessie ; le malade fut mis ensuite à l'usage des bougies qu'il porta quelque temps, mais il conserva un petit écoulement et une légère cuisson

---

(1) Nous avons déjà vu que lorsqu'on laissoit une sonde à demeure dans l'urètre, elle y devenoit libre dès le troisième jour, et que l'urine couloit entre la sonde et le canal, ce qui est un obstacle à la guérison des fistules, auquel il faut joindre l'irritation que produit ce corps étranger dans l'urètre.

le long du canal, qui ont persisté, quoiqu'il ait observé un régime assez sévère. Revenu en France en 1819, tourmenté par des douleurs très-fortes et par tous les symptômes qui accompagnent les difficultés d'uriner, il s'adressa à M. Beau-chêne, qui conseilla l'usage des bougies et des bains de Barége : encore un soulagement momen-tané, et qui, malgré l'usage continuel des bougies, fut suivi d'accidens encore plus graves. Le 28 octobre 1820, il sentit une tumeur derrière les bourses; les douleurs et le malaise avoient aug-menté, la fièvre revenoit régulièrement tous les soirs : il fut adressé à M. Dubois, qui prescrivit des applications émollientes, et ouvrit le dépôt onze jours après, il en sortit beaucoup de matière. On essaya ensuite de le sonder; mais ce fut inu-tilement. Après plusieurs essais infructueux le malheureux patient fut abandonné à son sort; les urines ont continué de passer en partie par la fistule et en partie par le canal; cet état a duré 15 mois, au bout desquels il nous a été adressé par notre confrère et ami M. Nauche, le 21 mars 1822. Voici dans quel état nous l'avons trouvé : les urines couloient encore un peu par le canal; la fis-tule permettoit l'introduction d'un stylet qui péné-troit à trois pouces et demi; tout le périnée étoit dur, tendu, douloureux, surtout à l'extrémité de la fesse droite et derrière le testicule gauche, où l'on sentoit deux points saillans assez durs. Le ma-lade souffroit horriblement, la fièvre étoit continuelle , le teint pâle et décoloré, la maigreur considérable , et la foiblesse telle qu'il pouvoit à peine se soutenir. Vu l'état des parties, l'introduction de la sonde n'eût été ni possible, ni rationnelle. Nous nous bornâmes à prescrire les bains de siége, les lavemens émolliens, les sangsues, les cataplasmes sur le périnée. Aussitôt que la fluctuation devint sensible nous procédâmes à l'ouverture des abcès, et ensuite à l'introduction de la sonde, sur laquelle nous ne conservions pas beaucoup d'espoir, puisque des mains aussi habiles avoient échoué, et que les ravages produits par l'infiltration des urines étoient incalculables. Le premier obstacle que rencontra la sonde étoit à peu de distance du méat urinaire, il fut surmonté avec facilité. Après avoir cheminé environ deux pouces et demi , elle en rencontra un second beaucoup plus considérable , qui, au rapport du malade, avoit résisté à toutes les tentatives précedentes ; la sonde presque droite parvint à le vaincre même sans beaucoup de peine, ce qui étonna M. M..., qui commença dès ce moment à concevoir un peu d'espérance. Arrivée ensuite à la distance d'environ cinq pouces elle fut arrêtée par un troisième obstacle beaucoup plus étendu que les précédens et qui offrit les plus grandes difficultés à son introduction, ce qui nécessita des tentatives longues et réitérées. Cet obstacle une fois surmonté, la sonde pénétra dans une cavité assez spacieuse qu'on auroit prise pour la vessie, si elle avoit été un peu plus profonde. Vers sa partie moyenne et postérieure étoit une ouverture qui communiquoit dans une autre cavité située entre le rectum et la vessie, et dans laquelle pénétra le bec de l'algalie. J'introduisis ensuite un stylet dans le trajet fistuleux, qui le conduisit dans ces deux cavités; dès lors je fus assuré que la première étoit une dilatation considérable de la portion membraneuse de l'urètre, et que la seconde avoit été formée par un vaste abcès qui s'étoit ouvert peu auparavant. En explorant cette dernière cavité, je découvris à sa partie supérieure un corps dur que je balançois à attribuer à un engorgement de la prostate ou à un nouvel abcès. La suite a démontré que c'étoit un dépôt.

Je n'étois encore parvenu avec la sonde qu'à la portion membraneuse de l'urètre, il s'agissoit de lui faire franchir la portion prostatique, ce qui présenta beaucoup de difficultés. Une fois arrivée dans la vessie, il s'écoula par la sonde environ une pinte d'urine d'assez bonne nature, l'algalie fut fixée et laissée à demeure. Elle fatigua tellement le malade qu'il la retira lui-même pendant la nuit. Le lendemain il fallut recommencer; mais on n'éprouva pas les mêmes difficultés à beaucoup près. Le troisième jour j'introduisis une sonde flexible, à l'usage desquelles il a été soumis pendant trois mois, au bout desquels seulement les ravages de l'infiltration ont été bornés. Pendant ce temps il s'est manifesté plusieurs dépôts urineux dont j'ai

fait l'ouverture aussitôt que la fluctuation est deve-
nue sensible ; celui dont j'avois soupçonné l'existence entre la vessie et le rectum s'est ouvert de
lui-même dans cet intestin au quarante-cinquième
jour ; il en est sorti environ deux pintes de liquide.
Enfin au bout de trois mois M. M... avoit récupéré
son embonpoint avec ses forces, le canal étoit déjà
dilaté et il ne conservoit d'autre incommodité que
de rendre un peu d'urine par la fistule ancienne (les
autres s'étoient fermées peu de jours après l'ouverture des abcès) qui communiquoit avec les cavités
dont il a été question. Ses trois obstacles conser-
voient encore un peu de dureté, ce qui me décida
à faire quelques applications du caustique qui ont
fini de les détruire (1), et le cours des urines est
parfaitement rétabli dans l'urètre.

---

(1) Lorsque d'après l'état du malade nous ne jugeons
pas d'abord l'application du caustique avantageuse, nous
dilatons l'obstacle par l'usage momentané des sondes ou
des bougies ; si au bout de trois semaines ou un mois le
rétrécissement présente encore beaucoup de dureté et d'engorgement et qu'il oppose une certaine difficulté à l'introduction de la sonde, nous nous trouvons très-bien de
faire quelques applications de nitrate d'argent fondu ; nous
nous servons pour cela d'un instrument analogue à celui
de M. Ducamp, excepté qu'il est de la grosseur d'une
sonde n° 5. L'expérience nous a prouvé que le caustique
avoit dans ce cas deux avantages bien réels, 1° de hâter
la guérison ; 2° de prévenir la récidive. L'application doit
toujours durer moins d'une minute.

Satisfait de son état et effrayé par la petite opération qu'auroit nécessitée la guérison de sa fistule, le malade a mieux aimé la conserver que de s'y soumettre. Il est tranquille, il se porte bien, vaque à ses occupations; de plus il est devenu père, ce dont il désespéroit.

Cette observation est intéressante sous plusieurs rapports : elle prouve 1° que le caustique peut produire des ravages dans l'urètre lorsqu'il n'est pas appliqué avec les précautions nécessaires; 2° qu'il est presque toujours possible d'arriver dans la vessie avec l'algalie, pourvu que l'on ait de la dextérité, de l'habitude et beaucoup de patience; 3° que ce n'est pas à l'usage des sondes, mais bien aux ravages produits par l'infiltration des urines qu'il faut rapporter la lenteur de la guérison et les incidens qui surviennent quelquefois pendant le traitement; 4° que l'usage habituel des sondes est souvent loin de suffire pour obtenir la cure des fistules urinaires, ainsi qu'on le croit généralement.

Les auteurs modernes sont remplis de faits qui prouvent de la manière la plus péremptoire les heureux effets obtenus par le caustique, pour détruire les rétrécissemens organiques de l'urètre. Nous pourrions, à leur exemple, en rapporter un assez grand nombre; mais ils ne feroient que confirmer une chose sur laquelle il ne reste plus de doute ; nous nous bornerons aux suivans :

M. J. J.. nous fut adressé le 15 novembre 1822, par le docteur Nauche. Depuis plusieurs années le malade urinoit très-peu, et de plus en plus souvent ; la dernière gonorrhée qu'il avoit eue persistoit sous forme chronique, ou en d'autres termes, sa difficulté d'uriner s'accompagnoit d'un écoulement assez abondant ; déjà depuis quatre mois les symptômes avoient sensiblement augmentés, les urines couloient à peine et par un jet souvent interrompu ; le moindre excès, la moindre fatigue en suspendoit le cours pendant quelques heures, au bout desquelles le spasme cessoit et le liquide continuoit à couler. Quelque pénible que fût cet état il n'avoit que foiblement altéré le jeu des organes : chose assez extraordinaire.

Au moment où j'ai vu M. J. J.. il n'avoit pu uriner depuis quelque temps, ce qui me décida d'abord à le sonder. J'introduisis une algalie qui me fit découvrir deux obstacles, l'un très-petit vers le milieu de la verge, étoit constitué par une bride ; l'autre, à environ cinq pouces du méat urinaire au niveau du rebord inférieur de la symphyse du pubis, offrit une résistance assez considérable à l'introduction de la sonde qui, une fois cet obstacle passé, parvint aisément dans la vessie. J'eusse désiré commencer chez ce malade la dilatation du rétrécissement par l'usage des sondes avant d'en venir à l'application du caustique ; mais il lui fut impossible de les supporter, ce qui me détermina à prendre de suite les empreintes et à employer le nitrate d'argent fondu. Deux applications suffirent pour détruire le premier obstacle, le second en exigea trois, ce qui fut terminé en quinze jours (1). On passoit ensuite journellement une bougie de plus en plus grosse jusqu'à ce que la dilatation fût portée à quatre lignes et demie, dès lors les introductions furent diminuées progressivement. Au bout de quinze jours l'écoulement fut tari et la guérison complétée.

Quoiqu'il fût impossible à M. J. J.. de garder habituellement les sondes, leur usage momentané ne produisit chez lui qu'un sentiment de constriction qui se fait sentir à tous les malades en général. Les premiers jours qui suivirent l'application du caustique il éprouva deux fois une suspension

---

(1) Je crois inutile de répéter dans chaque observation ce que j'ai dit ailleurs : lorsque l'on a jugé le caustique nécessaire on en renouvelle l'application tous les trois ou quatre jours, jusqu'à ce que l'obstacle soit détruit, ce que l'on connoît par la sortie libre des urines et par l'introduction facile d'une sonde n° 6. Pour obtenir ensuite une cicatrice aussi large que le canal, on introduit dans l'obstacle des sondes ou des bougies dont on augmente progressivement la grosseur. La même sonde peut servir trois jours ; on la laisse dans l'urètre une demi-heure vers le commencement et deux heures vers la fin du traitement. Lorsque l'on est arrivé aux sondes n°s 11 ou 12, le méat urinaire commence à être trop distendu, alors on emploie des sondes à ventre ; celui-ci porte seul de trois lignes et demie à quatre lignes et demie de diamètre, le restant équivant à celles des n°s 9 ou 10. A la vérité le méat urinaire est bien forcé de livrer passage à ce ventre ; mais la distension étant passagère la douleur l'est aussi, et le malade la supporte assez facilement.

momentanée de l'écoulement de l'urine qui d'elle-
même reprit son cours quelques instans après.
Depuis quatre mois que M. J. J.. jouit amplement
de toutes ses facultés, la guérison ne s'est pas
démentie un instant. Il y a peu de jours que, voulant
nous assurer de l'état des parties, nous avons introduit une sonde n° 11 ; elle a passé avec la plus
grande facilité.

L'observation suivante fera connoître combien
la guérison peut être prompte lors même que quelques circonstances sembleroient prolonger le cours
de la maladie.

M. N..., âgé de 54 ans, d'un tempérament nerveux, extrêmement susceptible à la moindre impression douloureuse, avoit eu dans sa jeunesse plusieurs blennorrhagies dont il avoit été guéri par l'administration des émolliens. Depuis un laps de temps
que le malade n'a su me déterminer d'une manière
positive, il s'apercevoit que son linge étoit un peu
taché, il éprouvoit par momens une espèce de
picotement à la partie postérieure des bourses;
l'écoulement des urines diminuoit en raison de
l'augmentation des deux autres symptômes, ce qui
finit par lui donner de l'inquiétude ; il consulta,
on lui fit prendre une quantité prodigieuse de bains
qui ne produisirent qu'un simulacre de soulagement ; enfin, les symptômes prenant de l'intensité, il s'adressa à nous au commencement de
mars 1822. Les urines couloient à peine, mais
elles avoient leurs caractères ordinaires ; le malade

éprouvoit des douleurs dans les reins, et le long du canal surtout à la partie postérieure des bourses; l'écoulement étoit assez abondant; il y avoit insomnie, perte d'appétit, teint pâle, etc.; le moral étoit très-affecté. Malgré la peur, M. N... se décida à laisser explorer le canal, ce à quoi nous procédâmes au moyen d'une algalie qui fit reconnoître trois obstacles, l'un à la partie postérieure de la fosse naviculaire, un second vers le milieu de la portion caverneuse de l'urètre, et le troisième au siége ordinaire, au-dessous de la symphyse pubienne; ce dernier étoit le plus considérable. Nous prîmes des empreintes qui réussirent assez bien; deux applications de trente secondes chaque suffirent pour détruire le premier et le second obstacle; le troisième en exigea trois; nous introduisîmes ensuite une sonde n° 6 jusqu'à la portion prostatique de l'urètre, le malade la garda une demi-heure; le lendemain elle fut réintroduite, il la garda une heure, et ainsi de suite. Dans l'espace de quinze jours, nous parvînmes à introduire dans l'urètre des bougies à ventre de quatre lignes de diamètre; quinze autres jours suffirent pour consolider la guérison et tarir l'écoulement, de sorte que dans un mois et demi M. N... fut radicalement guéri d'une affection qui le tourmentoit depuis plusieurs années. Je n'ai pas fait mention d'une circonstance qui n'est pas très-rare et qui est toujours désagréable, c'est l'étroitesse du méat urinaire qui rend douloureuse l'introduction des moyens dilatans;

j'ai déjà dit que dans ce cas les bougies à ventre étoient indispensables ; celles qui sont cylindriques produisent des douleurs quelquefois intolérables. M. N. offroit cette particularité. J'ai eu occasion de le revoir, il a toujours joui depuis d'une santé parfaite.

Tous les praticiens savent que lorsqu'on a traité la rétention d'urine par l'usage des sondes à demeure, il arrive quelquefois qu'après en avoir fait porter plusieurs mois on ne se trouve pas plus avancé que le premier jour. Voici ce qui nous est arrivé. Vers le commencement de 1817, nous eûmes à traiter M. M..., de Grenoble, affecté de rétention d'urine ; après avoir pratiqué le cathétérisme, une sonde flexible fut substituée à l'algalie ; elle fut fixée et renouvelée ensuite tous les huit jours, les moyens accessoires ne furent nullement négligés ; et au bout de deux mois, lorsque la dilatation du canal parut suffisante, on suspendit l'usage des sondes ; mais le surlendemain l'urine ne couloit plus que par un petit jet filiforme. Le cas devenoit fort embarrassant pour nous, qui avions encore peu d'expérience ; le malade fut examiné avec soin, l'urètre offroit en deux endroits des espèces de callosités dures, assez étendues, douloureuses au toucher, que la sonde avoit augmentées au lieu d'en favoriser la résolution ; des applications émollientes suivies de quelques fumigations aromatiques, et de quelques frictions mercurielles opérèrent peu à peu ce dégorgement, et le cours des urines se rétablit.

Il n'est pas rare que la rétention d'urine produise un état fébrile que l'on peut considérer sous plusieurs points de vue, et qui peut faire commettre des erreurs aussi désagréables pour le médecin que fâcheuses pour le malade. On sait aussi que, par l'effet d'un séjour prolongé dans la vessie, les urines peuvent devenir glaireuses et même purulentes au point de faire croire à l'existence d'un catarrhe vésical.

L'observation suivante vient à l'appui de ces deux propositions.

M. N..., originaire de R..., vint à Paris à l'âge de dix-neuf ans. Il y contracta une blennorrhagie qui devint cordée; en redressant la verge dans un moment d'érection l'urètre se rompit à la partie postérieure des bourses, ce qui arrive le plus ordinairement. M. N... fut traité pour sa blennorrhagie dont il a depuis long-temps perdu le souvenir. Environ trente ans après, voyant diminuer de grosseur le jet des urines, il consulta un praticien qui conseilla l'usage des bougies : il s'y soumit ; mais elles ne pénétroient jamais au delà de quatre ou cinq pouces. Ce moyen, ne produisant aucun résultat satisfaisant, fut abandonné. Le malade resta tranquille, se soumit à un régime sévère qu'il observe depuis dix ans, pendant lesquels l'urine a continuellement coulé par un jet fin, mais non interrompu.

Vers la fin de mars 1823 (quarante ans après la gonorrhée), M. N. s'aperçut que ses urines deve-

noient plus épaisses, sortoient avec plus de peine
et qu'elles entraînoient des filamens qu'il regarda
comme du sperme, ce qui frappa son imagination
d'une manière étonnante. Il fit appeler son médecin,
qui chercha, mais inutilement, à le rassurer. Le
malade perdit peu à peu l'appétit avec le sommeil,
il devint foible et abattu : à un état nerveux très-
prononcé se joignirent quelques frissons qui firent
regarder la maladie comme une *fièvre de caractère*; l'état des urines devenoit chaque jour plus
désagréable; elles furent bientôt troubles, glaireuses, fétides et purulentes; on prononça le
mot de catarrhe vésical, ce qui l'effraya beaucoup.
On prescrivit six sangsues au périnée; elles furent
sans effet; il survint deux jours après un engorgement du testicule droit, ce qui fut attribué
aux sangsues, que l'on prescrivit de nouveau au
nombre de douze, ainsi que les cataplasmes émolliens avec une boisson rafraîchissante. Tel étoit
l'état des choses lorsque je fus appelé le 24 avril
dernier. Un examen attentif me fit facilement
découvrir un obstacle à la sortie de l'urine, et j'en
eus la certitude en voyant uriner M. N. ; malgré
sa répugnance (il est très-pusillanime), l'urètre
fut exploré le lendemain ; je découvris deux
obstacles l'un à peine sensible à la partie postérieure de la fosse naviculaire et l'autre au-
dessous de la symphyse pubienne à l'endroit de la
rupture de l'urètre ; ce dernier opposa de légères
difficultés à l'introduction de la sonde, qui fut poussée

jusque dans la vessie, pour m'assurer si elle contenoit quelque corps étranger, ou si la prostate étoit engorgée. Je fis quelques injections afin de provoquer la sortie des matières glaireuses et purulentes qui pouvoient être accumulées dans le bas-fond de ce réservoir urinaire. Trois fois seulement la sonde flexible a été introduite dans l'obstacle, et déjà les symptômes fébriles ont disparu; le malade ne garde plus le lit; les forces reviennent avec l'appétit; les urines sont plus abondantes, sortent plus librement, elles ne contiennent plus ni glaires ni matières purulentes, ne forment plus de dépôt, elles ont perdu leur fétidité et récupéré une partie de leur transparence; les craintes de **M. N.** sont entièrement dissipées, son état nerveux s'est calmé au point que, si le temps avoit été favorable, il se disposoit à sortir aujourd'hui, 8° mai (au moment où je trace son histoire). Comme son rétrécissement est peu considérable, je n'appliquerai qu'une fois ou deux le caustique, seulement afin d'obtenir une guérison plus durable et qui ne se fera pas long-temps attendre.

Lésions de la prostate.

On ne nous saura peut-être pas mauvais gré d'une petite digression sur cette matière, qui influe d'une manière notable sur le traitement de l'affection qui nous occupe.

Il y a long-temps que les praticiens s'étoient

aperçus que les altérations organiques de ce corps
glanduleux étoient susceptibles de gêner, d'inter-
rompre même le libre cours des urines ; mais il
étoit réservé à sir Éverard Home (1) de déchirer le
voile qui cachoit de si précieuses découvertes. Ce
praticien avoue qu'il a été conduit par le fait même
à faire ces recherches. Ayant isolé cette glande,
dont on n'ignore ni la forme, ni la situation, ni les
rapports avec le col de la vessie, l'ayant envisagée
sous tous ses points de vue, il découvrit une partie
qui avoit échappé aux investigations des anato-
mistes, et qui se trouve située entre les canaux défé-
rens, la vessie et les deux lobes de la prostate ; elle
forme en cet endroit une petite saillie arrondie, isolée,
qu'il fut d'abord porté à regarder comme un corps
particulier, et auquel il donna le nom de moyen
lobe. Il présente une foule de variétés relatives à sa
forme, à son volume et à ses rapports avec les parties qui l'avoisinent. D'après l'auteur, le moyen lobe
de la prostate mérite de fixer l'attention d'une manière spéciale, par le rôle important qu'il joue dans
les maladies des voies urinaires, et notamment par
les difficultés qu'il apporte à l'introduction de la
sonde.

Comme toutes les parties, du corps la prostate est
susceptible de se présenter dans un état patholo-
gique, ce qu'on n'observe guère néanmoins qu'à

____

(1) Traité des Maladies de la Prostate, traduit de l'anglais
par M. Marchand.

la vieillesse ou du moins dans un âge avancé. Tout ce qui peut occasioner la stagnation du sang dans son réseau vasculaire, augmenter ou diminuer ses propriétés vitales, peut être considéré comme les causes générales de ses altérations organiques.

Home a observé que ce qu'il appelle le moyen lobe est plus disposé à entrer dans cet état morbide ; et lorsque par une cause quelconque il acquiert un certain volume, il soulève la membrane du col de la vessie, qui le recouvre et qui se porte de chaque côté sur les lobes latéraux ; cette membrane ainsi tiraillée forme une espèce de repli qui s'étend d'un côté à l'autre, et qui est d'autant plus grand que l'engorgement est plus considérable. Toutes les fois que le malade fait des efforts pour uriner, ce repli membraneux vient, à l'instar d'une valvule, s'appliquer contre la paroi supérieure du col de la vessie, qu'il tend à oblitérer ou du moins à diminuer de capacité ; sous ce rapport il devient cause matérielle de rétention d'urine, dont il retient en quelque sorte la lie (1) ainsi que les graviers, s'il en existe ; circonstances qui favorisent singulièrement la formation des calculs. Si l'engorgement du moyen lobe seul suffit pour produire cet effet, les suites· seront certainement plus redoutables lorsque toutes les parties de la glande participeront à cet engorgement : dans ce cas, non—seulement les urines, mais encore les matières fécales peuvent éprouver

---

(1) Expression de Home.

de la difficulté à être portées au dehors par la saillie que forme la tumeur dans le rectum.

Si l'engorgement d'une portion ou de la totalité de la prostate peut déterminer la rétention d'urine, celle-ci peut à son tour favoriser la production de celui-là. En se rappelant la disposition des fibres musculaires de la vessie avec la prostate, et l'action qu'exercer l'urine comprise entre l'obstacle et la vessie, on ne pourra se dissimuler que ce corps glanduleux doit être bien fatigué par les efforts que fait le malade pour uriner, de là les progrès rapides que fait cet engorgement lorsqu'il coïncide avec cette rétention.

On ne sauroit rien déterminer de positif relativement aux déviations imprimées à l'urètre p ar les engorgemens de la prostate; on conçoit qu'elles peuvent être variées à l'infini. Il suffira au praticien de se rappeler qu'il en existe pour qu'il ne commette aucune erreur à cet égard. Certainement, si en sondant un vieillard l'algalie pénètre jusqu'à la prostate, et que là on éprouve de la difficulté, on n'ira pas employer un degré de force capable de lui faire traverser l'un des lobes engorgés, ainsi que Home en rapporte des exemples. Lorsque le doigt introduit dans l'anus et la sensation produite par l'algalie pourront faire croire à l'engorgement du moyen lobe seul, il suffit d'abaisser assez le pavillon de la sonde pour que son bec puisse passer soit sur ce moyen lobe, soit sur le repli membraneux dont on a parlé. Lorsqu'on éprouvera encore des difficultés , on dirigera le bec de l'algalie tantôt d'un côté, tantôt de l'autre, ayant soin de ne pas presser parce qu'en cet endroit il y a plutôt déviation que rétrécissement.

Si l'obstacle au cours des urines coïncide avec cet engorgement, le cas est beaucoup plus grave que si l'une ou l'autre de ces affections existoit séparément, quoiqu'on les ait vues céder avec assez de facilité. Si l'irritation de la prostate déterminoit un état spasmodique de la vessie, il ne faudroit introduire la sonde que lorsque le cas l'exigeroit impérieusement. Ce que nous avons conseillé ailleurs pour la cure des rétrécissemens de l'urètre devient ici d'une application rigoureuse; ainsi, à moins que l'urine ne puisse couler, on ne poussera la sonde qu'à quelques lignes au delà du dernier obstacle.

Lorsqu'on est contraint d'introduire les sondes jusque dans la vessie, Home conseille de n'employer que celles qui sont courbées : certainement elles doivent moins fatiguer la prostate. Il est bien rare que l'application du caustique soit utile dans ce cas; à peine si Home lui-même ose le proposer. Il ne peut convenir, dit-il, que lorsqu'il n'existe pas d'irritation.

Il n'est pas rare que la sonde ne puisse pas parvenir dans la vessie, quelle que soit la dextérité du chirurgien qui pratique le cathétérisme, il ne faut pas hésiter alors à recourir à la ponction de cet organe.

Chaque genre d'altération de la prostate modifie nécessairement la conduite que doit tenir le praticien. Elle ne sera pas la même, s'il s'agit de son inflammation aiguë ou chronique, ou s'il a à combattre une dilatation variqueuse de ses vaisseaux sanguins, etc. Sans compter les modifications que ces divers cas apportent dans le traitement de la rétention d'urine, chacune de ces lésions exige des moyens particuliers que l'on trouve détaillés dans les ouvrages de Home, de Desault, etc.

Coup d'œil rapide sur les moyens proposés par M. Ducamp.

Il a paru depuis quelque temps un Traité nouveau des rétentions d'urine qui n'a pas peu contribué aux progrès de la science, soit par les vues nouvelles qu'il contient, soit par les recherches auxquelles il a donné lieu. Ce petit ouvrage ne pouvoit manquer d'obtenir un succès brillant; la théorie de l'auteur est séduisante; ses procédés fort ingénieux sont exposés avec méthode et clarté; en un mot, il réunit toutes les conditions nécessaires pour attirer l'attention. Peut-être un peu trop confiant dans ses propres forces, l'auteur semble jeter un blâme général sur tout ce qu'ont fait les maîtres de l'art à ce sujet; ce qui faisoit espérer de lui une réforme plus complète dans cette partie importante de la thérapeutique chirurgicale. Aux procédés généralement employés l'auteur en a substitué d'autres qui lui sont propres, ou qu'il a modifiés. Nous allons les parcourir rapidement en suivant l'ordre de leur exposition dans l'ouvrage.

1°. Il cherche à connoître la situation de l'ouverture antérieure du rétrécissement, et se sert pour cela de la sonde exploratrice. Nous en avons parlé page 54; il suffira d'ajouter qu'il seroit nécessaire, pour que ce moyen produisît l'effet désiré, que l'urètre fût un canal cylindrique à parois solides.

2°. Il s'agit de connoître la longueur du rétrécissement. L'auteur propose une bougie recouverte d'une couche de cire à mouler; mais d'abord il faudroit pouvoir l'introduire cette bougie, ce qui n'est possible que lorsqu'il n'existe pas d'obstacle; il seroit ensuite nécessaire, pour que le but de l'auteur fût rempli, que cette cire à mouler n'éprouvât l'effet de la chaleur de l'urètre qu'à l'endroit du rétrécissement, ce qui n'a pas lieu.

3°. Nous voici arrivés à l'introduction de la bougie. Il s'agit de vaincre la résistance; M. Ducamp se sert pour cela de deux instrumens; l'un qui n'est pas nouveau et auquel il a fait subir quelques modifications. C'est une canule de gomme élastique, n° 8 ou 9 de 6 à 8 pouces, que l'on introduit dans l'urètre jusqu'à l'obstacle, ayant soin de boucher et d'arrondir l'extrémité qui doit pénétrer dans le canal (1). L'autre est une petite bougie à tête,

____

(1) Nous avons déjà parlé de ces canules nommées cou-

de 18 lignes de longueur, fixée sur un tube de gomme élastique, plus long que la canule ci-dessus, et dans laquelle on introduit la bougie avec le tube. En sortant de l'extrémité postérieure du conducteur, la bougie à tête doit, d'après l'auteur, pénétrer constamment dans l'orifice du rétrécissement. Quelques modifications qu'il ait fait subir à cette extrémité pour mettre son ouverture en rapport avec celle de l'obstacle, M. Ducamp ne peut convaincre même ses plus chauds partisans, qui viennent nous dire qu'il se fraie une route par le moyen du caustique; ou bien l'ouvrage a été lu superficiellement, et l'on a cru y voir ce qui s'accorde le mieux avec la saine raison; ou bien on fait aujourd'hui des aveux que l'auteur auroit voulu taire. Quoi qu'il en soit, nous observerons qu'il est difficile de croire qu'un obstacle qui aura résisté à l'action réunie des puissances expultrices de l'urine, qui ne cède que très-difficilement à la pression d'une algalie assez fine et conduite par les mains les plus habiles et les plus exercées, il est difficile de croire qu'un pareil obstacle va être surmonté par les bougies que propose M. Ducamp.

4° et 5°. Nous avons déjà parlé du porte-caustique qui est sans contredit le plus avantageux de ceux qui ont été proposés, toutefois quand il est possible d'introduire préalablement dans l'obstacle

---

ducteurs, dont nous nous servons quelquefois avec avantage pour l'introduction des sondes.

un corps dilatant. Quant à ses bougies à ventre, elles n'ont d'autre inconvénient que leur introduction difficile.

6°. Outre ces bougies à ventre, l'auteur propose encore, pour dilater le point rétréci du canal, un instrument qu'il nomme dilatateur et qu'il construit avec l'appendice vermiculaire du cœcum ou un morceau de boyau de chat, le fixe au bout d'une canule et l'introduit vide dans l'obstacle, qu'il dilate ensuite en le remplissant tantôt avec de l'air tantôt avec de l'eau. Ce moyen est fort ingénieux et parfaitement bien exécuté; mais pour avoir l'avantage qu'il lui attribue, il faudroit que son action se bornât au point rétréci, au lieu qu'elle se porte de préférence sur les portions du canal qui lui sont antérieures ou postérieures, parce qu'elles offrent moins de résistance, l'auteur n'a fait, comme il le dit lui-même, que modifier cet instrument dont parle le célèbre Desault (1).

Nous passerons sous silence un autre instrument qui avoit été imaginé pour mesurer l'étendue du rétrécissement : l'auteur en avoit lui-même senti les graves inconvéniens et ne s'en servoit pas. Il avoit aussi banni de sa pratique le dilatateur, et les bougies revêtues d'une couche de cire à mouler. Aux modifications qu'il avoit déjà fait subir aux bougies à tête et à la manière de les introduire, il

______

(1) OEuvres Chirurgicales, tom. 3, pag. 271.

auroit sans doute ajouté celles dont étoient susceptibles les bougies à ventre et le porte-caustique, si
la parque homicide n'étoit venue l'enlever, au commencement d'une carrière déjà brillante, à l'humanité, dont il auroit soulagé les maux, et à la science
dont il auroit reculé les limites.

TRAITÉ

DES

CALCULS URINAIRES.

INTRODUCTION.

L'AFFECTION calculeuse a de tous les temps fixé d'une manière spéciale l'attention des praticiens et des naturalistes ; sa fréquence, l'intensité de ses symptômes, l'énergie et la violence des moyens qu'elle requiert l'ont constamment rendue le sujet d'une infinité de recherches qu'il seroit au moins inutile de parcourir ici, et dont je me contenterai d'exposer le résultat après avoir fait connoître les motifs qui m'ont conduit à l'étudier, et la marche que j'ai cru devoir suivre.

Dans le courant de 1817, j'eus occasion d'assister à une opération de la taille remarquable sous le rapport des douleurs atroces qui l'avoient précédée, des souffrances inouies qui l'accompa gnèrent et des suites fâcheuses qui en furent le résultat. Frappé de ce spectacle je me livrai dès ce moment à la recherche d'un moyen propre à éviter cette terrible opération.

Une des premières idées qui se présentèrent à mes méditations fut celle de l'instrument dont je donne ici la figure et la description; à la vérité je l'ai depuis modifié de bien des manières, mais il ne porte pas moins l'empreinte de l'idée qui me le fit concevoir. A peine fut-il approprié au but qu'il devoit remplir, que je le soumis au jugement de l'un des savans dont s'honore le plus notre profession (1). « Comme vous, me dit-il après l'avoir examiné, j'eus dès ma jeunesse le dessein de détruire les calculs vésicaux; mes essais furent infructueux, et j'abandonnai ce projet. Vos procédés sont différens ; vous serez peut-être plus heureux; vous pourrez aussi retirer quelque avantage des progrès de la chimie moderne. » Encouragé par les sages avis et la bienveillance de cet estimable patron, je poussai un peu plus loin mes recherches. Je pris connoissance des travaux qui avoient été faits à ce sujet, des résultats que l'on avoit obtenus, et de ce que laissoient espérer les divers moyens

____

(1) M. le baron Percy.

employés. Voyant que des auteurs du premier mérite avoient échoué, ou n'avoient obtenu que de très-petits succès, j'aurois reculé devant des difficultés qui paroissent inabordables. Elles m'auroient effrayé, si les souffrances inouies auxquelles je voyois abandonnés les malheureux patiens, si les dangers et les douleurs terribles de l'opération de la taille n'avoient à chaque instant soutenu mes efforts et ranimé mon courage. Lorsque j'ai pu juger que mon idée première étoit entièrement neuve, et qu'elle pouvoit au moins conduire à la connoissance exacte de la composition du calcul dans la vessie, ce qui avoit été impossible jusqu'alors, il m'a semblé que l'on pouvoit encore s'occuper avec avantage d'un sujet aussi important. Dès que j'eus fait un nombre suffisant d'expériences, j'en consignai le résultat dans un petit mémoire qui fut envoyé avec les dessins des instrumens à la société de l'ancienne Faculté de Médecine de Paris, ayant pour titre : *Quelques détails sur un Lithontriptique.* Dans sa séance du 3o juillet 1818, la société chargea MM. Percy et Chaussier de lui rendre compte de mes instrumens et de mes procédés, ce qui a été différé quelque temps, au bout duquel je fus obligé de quitter Paris pour quelques mois, et les choses en sont restées là. Depuis

cette époque je n'ai pas discontinué mes recherches
et mes expériences ; j'ai fait subir quelques modifications à mes procédés, ce qui m'engage à les faire connoître avec quelques développemens. Il m'a semblé
qu'il y auroit quelque avantage à faire précéder l'exposition des nouveaux moyens d'un coup d'œil sur
l'urine ; sur la formation, la nature, les caractères,
les différences des calculs, etc. et sur les principaux moyens qu'on avoit proposés comme lithontriptiques. Quoique j'aie cherché à abréger autant
que possible, ces divers articles ont nécessité
quelques détails, ce qui rend ce traité beaucoup
plus étendu que mon mémoire.

Quelque temps après, plusieurs personnes se sont
aussi occupées du même sujet, et depuis sa créa-
tion l'académie de Médecine a déjà reçu plusieurs
mémoires sur la description d'instrumens dont l'idée
mère remonte au commencement du 16ᵉ siècle (1),
et sur l'introduction en chirurgie des sondes droites
à l'égard desquelles nous avons vu comment s'expri-
moient quelques auteurs du siècle dernier (2).

---

(1) *Voy*. la note annexée à la Description du Lithontriptique.

(2) *Voy*. ce que nous avons dit à l'article des sondes
droites, où se trouve rapporté un passage de Lieutaud.

TRAITÉ

DES

CALCULS URINAIRES.

CHAPITRE PREMIER.

HISTOIRE GÉNÉRALE DES CALCULS.

SECTION PREMIÈRE.

De l'Urine (1).

On a depuis long-temps senti la nécessité de faire de l'urine une étude spéciale, et cette nécessité ne fut jamais mieux fondée que lorsque l'on s'est livré à la recherche de la formation et de la nature des calculs urinaires. A compter d'Hippocrate jusqu'à nos jours, ce fluide n'a cessé d'occuper les praticiens

---

(1) Je n'entends point parler ici de l'urine sous le rapport médical proprement dit; les ouvrages qui traitent de cette matière, notamment celui de Chopart, ne laissent rien à désirer relativement à l'influence des diverses maladies sur ce liquide.

et les naturalistes; mais leurs recherches ont été sans résultat satisfaisant jusque vers la fin du siècle dernier, où l'on est parvenu à acquérir quelques notions plus exactes. A la vérité, le siècle précédent avoit vu paroître les travaux de Boyle, de Brandt, de Bellini, de Boerrhave, qui avoient un peu ébauché la matière et qui ont contribué à préparer ceux de Rouelle le cadet, de Scheel, de Wollaston, de Bergmann, de Bertholet, de Cruicksanks, de Proust, de Berzelius, de Fourcroy, de Vauquelin, etc., qui, par leurs savantes analyses, ont fait connoître tous les principes constituans de ce fluide excrémentitiel, principes qui sont susceptibles de varier d'après une foule de circonstances, ce que l'on a quelquefois oublié.

Les chimistes ont distingué avec raison trois espèces d'urine, celle de la boisson, celle de la digestion, et celle qui est rendue quelque temps après, le matin par exemple, et que l'on a appelée urine du sang; c'est cette dernière qu'il faut choisir, quand on veut connoître les vrais caractères de ce liquide (1) immédiatement après sa sortie de la vessie, on le trouve d'un jaune citronné plus ou moins foncé, exhalant une odeur aromatique qui se rapproche un peu de celle de la violette (2), et qui

----

(1) Cependant le doct. Wilson prétend, d'après Marcet, que l'urine du matin contient moins d'acide urique.

(2) Cette odeur a quelque analogie avec l'arome de la transpiration, ce que l'on peut attribuer, avec Fourcroy, à un principe identique entre ces deux fluides.

change constamment de nature par le refroidisse--
ment de l'urine, laquelle perd insensiblement de ses
propriétés naturelles et en acquiert de nouvelles. La
dégustation démontre dans ce liquide une saveur
piquante, salée, et d'une amertume un peu âcre.

La quantité d'urine rendue dans un temps donné
est trop susceptible de varier pour que l'on puisse
déterminer quelque chose de positif à cet égard.
Au rapport de Hâles (1), le docteur Keill la porte
à 39 onces ; Haller, de 28 à 64 ; terme moyen 49
onces, dans l'espace de 24 heures, etc. On connoît
la plupart des causes qui peuvent influer sur cette
quantité même dans l'état physiologique ; il deviendroit inutile de les parcourir ici. Une seule est peut-
être moins familière ; la connoissance en est due
aux·travaux de M. Magendie. Ce savant physiolo-
giste a observé que plus l'alimentation étoit azotée,
plus la quantité de l'urine étoit diminuée par opposition à celle de l'acide urique qu'augmentent plus
ou moins les boissons alcooliques et les alimens pris
dans le règne animal. M. Magendie a tiré de cette
observation un parti fort avantageux pour le traitement de la gravelle et des calculs formés par cet
acide (2).

Bien que l'urine soit liquide, comme on le sait,
il est d'observation que ses molécules sont unies

---

(1) Statique des Végétaux et des Animaux.

(2) Recherches Physiologiques et Médicales sur les
causes, etc. de la gravelle.

par un principe particulier, susceptible d'une augmentation notable dans quelques circonstances pathologiques et même physiologiques (1). Ce principe, qui est la matière animale des chimistes, joue un rôle très-important dans la formation des calculs ; et sous ce rapport elle mérite de fixer l'attention des praticiens d'une manière spéciale.

Ce seroit sans doute m'écarter de mon sujet que de donner même un seul extrait des diverses analyses que l'on a faites de l'urine ; d'abord les extraits en ce genre ne sont d'aucune utilité, et les bornes que je me suis prescrites ne me permettent pas de les rapporter en entier ; on peut consulter à ce sujet les annales et les divers ouvrages de chimie.

SECTION II.

Formation des Calculs.

On s'est beaucoup agité pour trouver la cause de cette formation. Cette matière, comme beaucoup d'autres, a fourni un vaste champ au vague de l'imagination : on peut dire qu'il n'est peut-être pas de travers dans lequel les esprits ne se soient jetés avant

---

(1) On sait que l'urine des enfans est ordinairement un peu filante. Dans quelques maladies de consomption on observe que ce liquide devient visqueux : toute irritation portée sur les voies urinaires, notamment la vessie, produit cet effet à un degré bien plus marqué.

d'arriver à un but qui est encore loin de satisfaire la saine raison. On se contente de dire que, lorsque l'acide urique ou tout autre principe constituant de l'urine est trop abondant pour être tenu en dissolution dans la partie aqueuse de ce fluide, il se forme un dépôt, de là des graviers, des calculs. Mais si l'on se rappelle qu'il n'est pas rare d'observer des urines excessivement chargées sans que pour cela il se forme des concrétions ; si d'un autre côté il est évident que chez plusieurs calculeux ce liquide ait constamment paru dans l'état naturel ; et que nombre de calculs se soient formés dans des circonstances qui sembloient sinon opposées, du moins très-peu favorables à cette formation, l'on conviendra avec moi que cette explication est insuffisante.

Quelques étiologistes ont peut-être trop négligé, dans cette étude, l'influence de la matière animale, dont Fourcroy a si bien constaté la présence dans les divers calculs, et décrit la disposition ainsi que la nature dans chacun d'eux. Quant à ce qui se passe lorsqu'un corps étranger est introduit dans la vessie, doit-on l'attribuer exclusivement à la tendance qu'ont les molécules de ce liquide à s'accrocher au corps qu'elles rencontrent, et ne doit-on pas accorder à ces mêmes corps étrangers quelque influence sur les caractères et la composition de l'urine ?

Les auteurs ont regardé un très-grand nombre de circonstances comme favorables à la formation des calculs urinaires, nous n'en rapporterons que quelques-unes, et nous rangerons en première ligne tout ce qui tend à diminuer la partie aqueuse de l'urine et augmenter quelques-uns de ses principes constituans, comme la trop grande abondance de quelque excrétion, le peu de boissons aqueuses, une nourriture trop animalisée, les liqueurs alcooliques et même les vins trop généreux, etc. Vient ensuite tout ce qui rend la vessie paresseuse ou qui gêne la sortie des urines, les travaux du cabinet, le manque d'exercice, de longues stations sur le siége, le décubitus prolongé sur le dos, les rétrécissemens de l'urètre et les engorgemens de la prostate qui la favorisent, soit en retenant quelques graviers venus des reins, soit en empêchant la vessie de se vider totalement, etc. On regarde aussi comme cause prédisposante des calculs l'air humide, les lieux marécageux, les climats tempérés, l'habitation des pays vignobles, l'enfance et la vieillesse (1), les digestions imparfaites, le mauvais état des premières voies, ainsi que le prétendent Marcet (2) et Ziegenhorn (3). Ce dernier rap-

---

(1) M. Breschet (Dict. de Méd.), prétend, au contraire, que les deux extrêmes de la vie y sont moins sujets. Si l'assertion de cet auteur, qui se trouve en opposition avec ce qui est généralement admis, n'est pas fondée, les excès dans les plaisirs vénériens ne sauroient jouer le rôle qu'on leur attribue.

(2) Essais sur l'Histoire Chimique, etc. des Calculs.

(3) Collect. des Thèses de Haller, tom. 2.

porte (1) une observation bien circonstanciée qui démontre que les eaux de Pyrmont ont déterminé la pierre chez quelques personnes : d'autres auteurs rapportent aussi des exemples qui prouvent que telle ou telle substance a dans quelques cas donné lieu à cette formation. Ce ne sont néanmoins que quelques faits épars qu'il ne faut pas dédaigner, mais auxquels on ne peut accorder la même importance que ceux qui les rapportent. On ne sauroit donc admettre ni rejeter avec trop de circonspection l'influence que peuvent exercer quelques substances alimentaires ou autres sur la production des calculs urinaires. Si l'observation a démontré que la betterave rend l'urine rouge, que la rhubarbe lui donne une couleur jaune, que les asperges la rendent fétide, que les huiles essentielles, les baumes, les résines, etc., lui communiquent une odeur prononcée de violette ; si l'on a reconnu que les fortes secousses morales la rendent plus abondante et plus aqueuse, etc. ; n'y auroit-t-il pas de la témérité à assurer que d'autres substances n'ont aucune action sur ce liquide parce que l'observation ne l'aura pas constaté ? Sachez douter, disoit le professeur Chaussier, dans ses savantes leçons ! Cet axiome me paroît applicable au cas dont il s'agit ici.

---

(1) *Id. id.*, pag. 209.

SECTION III.

Caractères physiques généraux.

Envisagés sous un point de vue général, les calculs présentent de grandes différences relatives à leur siége, à leur forme, à leur volume, à leur nombre, à leur couleur, à leur densité, etc. Il seroit peut-être plus méthodique de commencer l'étude de ces corps étrangers par leur composition chimique puisqu'elle détermine leurs caractères physiques ; je vais néanmoins envisager une partie de ces derniers, pour ne pas trop m'écarter de la marche ordinaire.

Siége. Partout où l'urine pénètre et séjourne, on peut rencontrer des concrétions urinaires ; c'est ainsi qu'on en a trouvé entre le gland et le prépuce, dans la prostate, le périnée, le scrotum, etc., ainsi que Louis, Pierceau, Legaigneau, etc., en rapportent des exemples (1).

Il est pourtant vrai de dire qu'on les observe le plus ordinairement, dans les voies urinaires, dans les points surtout où l'urine séjourne le plus long-temps : quant aux uretères et à l'urètre, ils ne donnent asile aux calculs que lorsque, par leur volume ou

____

(1) Mémoires de l'Acad. Roy. de Chir., tom. III, édit. in-4°.

leurs inégalités, ils ne peuvent parcourir librement ces canaux, qui ne sont que fort rarement le lieu de leur formation; cependant les auteurs rapportent des observations fort curieuses relativement aux pierres trouvées dans les uretères. Duverney (1) fit voir à l'académie des Sciences, ceux d'une femme morte d'une colique néphrétique, bouchés par deux pierres. Collot (2) rapporte plusieurs exemples dans lesquels ces canaux étoient remplis de matière pierreuse. Lieutaud (3) a aussi recueilli plusieurs exemples de ce genre fort intéressans.

Forme. Il seroit impossible de déterminer, d'une manière rigoureuse, la forme que peuvent prendre les calculs, tant elle est variable. On peut dire néanmoins avec M. Thénard qu'elle se rapproche le plus souvent de celle d'un ovoïde, ou d'un sphéroïde légèrement aplati. Font exception à cette règle générale ceux qui se sont formés ou développés dans des endroits qui leur ont en quelque sorte servi de moule; C'est ainsi qu'on en trouve assez souvent d'oblongs dans les uretères et l'urètre, et que les reins en contiennent quelquefois d'un aspect tout-à-fait bizarre. Vicq Dazir en a décrit et dessiné plusieurs qui sont vraiment curieux (4); Lieutaud (5)

---

(1) Acad. des Sciences de Paris, an 1694, pag. 112.
(2) Pag. 14 et suiv.
(3) Hist. Anat. Méd., Obs., 1220, 1221, 1235, 1249.
(4) Hist. de la Soc. roy. de Méd., an 1779, pag. 204.
(5) Ouvrage cité.

en a vu un qui avoit la figure d'un cœur; Morgagni (1) dit que quelques-uns de ces calculs
ont des formes irrégulières; il en a rencontré qui
étoient arborisés comme des coraux. Dans un autre
endroit (2), cet auteur observe qu'il en existe de
percés par le milieu en forme d'anneau. Quand il
y en a plusieurs accolés les uns aux autres, ils sont
ce qu'on appelle à facettes. Les lithotomistes pro-
fitent de ce caractère pour juger si la vessie, de laquelle ils ont extrait le calcul à facette, en contient
plusieurs. Ce seul signe est cependant loin de suffire; il n'est pas même constant.

Nombre. Il est très-variable. Dans les cas ordinaires, on n'en trouve qu'un ou deux; dans d'autres
circonstances, au rapport des auteurs, ce nombre
est vraiment prodigieux. La vessie du célèbre Buf-
fon, dit Fonseca qui étoit présent à l'ouverture du
corps (3), en contenoit 55 de forme triangulaire
et du volume d'un gros pois. Fluran, de Lyon,
en a extrait d'une vessie 24 dont 16 égaloient chacun le volume d'un œuf de pigeon. Collot en retira
plus de cinquante de la vessie d'un bénédictin qui
subissoit l'opération de la taille pour la troisième
fois. Cette observation de Collot est très-curieuse;
le malade guérit; mais, au bout de deux ans, il fut

---

(1) Epist. LVII , art. 12.

(2) Epist. Anat. Méd. , XLII , art. 10.

(3) Au rapport de M. Portal, cette ouverture fut faite par
Girardeau, le 16 avril 1788.

de nouveau tourmenté de la pierre. L'état de ses forces ne permettant point de revenir à l'opération, il mourut peu de temps après, étant resté trois mois sans rendre d'urine et même sans éprouver de besoin. L'autopsie démontra les deux reins désorganisés, réduits à deux peaux et remplis de petits calculs. Les uretères en contenoient aussi une énorme quantité. Ces conduits avoient acquis le volume d'un intestin (1). Le célèbre Desault (2) en retira plus de deux cents de la vessie d'un curé de Pontoise. Boerrhave dit en avoir compté jusqu'à trois cents dans le même rein. On trouve, dans le Journal de Médecine (3), un fait assez curieux : une fille hystérique rendit par l'urètre et par l'anus une énorme quantité de pierres de moyenne grosseur, et présentant les mêmes caractères. Tulpius (4) rapporte qu'une femme, chez laquelle on soupçonnoit la pierre, rendit une membrane qui en étoit tapissée ; elle étoit percée d'un trou assez grand pour laisser passer l'urine.

Volume. Il présente pour le moins autant de différences que leur nombre. Excessivement petits dans le principe de leur formation, ils acquièrent, par un séjour plus ou moins long et d'une manière plus ou moins prompte, un volume quelquefois

---

(1) Collot, pag. 15.
(2) Mal. des Voies Urinaires, pag. 81.
(3) Journal du mois d'août 1762, pag. 275 et 277.
(4) Liv. II, chap. 48.

énorme. Au rapport de Dionis (1), le pape Innocent XI portoit dans chaque rein un calcul inégal, d'un volume considérable; ils pesoient, l'un 9 onces, et l'autre 6. Paré (2) parle d'une pierre qui représentoit assez bien un as de cœur pesant 9 onces; Collot l'avoit retirée de la vessie d'un pâtissier qui finit par guérir. Tolet dit avoir extrait d'un homme vivant une pierre de 10 onces; le malade mourut. Colignon (3) retira de la vessie d'une demoiselle de 40 ans une pierre de 14 onces. Au rapport de M. Deschamps (4), Jacquier trouva dans celle d'un curé, mort à la Charité, une pierre de 51 onces; elle avoit 6 pouces 6 lignes de longueur, et 1 pied de circonférence. Au bout d'un siècle, M. Deschamps l'a pesée, elle n'avoit perdu que 2 onces et 1 demi gros. Lecat, Bartholin et Verdier, ont rencontré des pierres de trois livres. Keffelringius dit en avoir vu chez Morand une du poids de 6 livres et 3 onces. Morgagni (5) semble attester ce fait. On peut dire que ces cas sont extrêmement rares; car à peine ont-elles acquis le volume d'une noisette ou d'une amande, qu'elles importunent considérablement le malade, qui dès lors cherche à s'en débarrasser, à moins qu'il ne soit

---

(1) Traité des Opérat. Chir.
(2) Ambroise Paré, liv. 25, des Monstres, chap. 15.
(3) Journal de Médecine, tom. XII, pag. 54.
(4) Ouvrage cité.
(5) De Sedibus et Causis Morbor., Epist. XLII, n° 42, tom. II, pag. 431.

retenu par la crainte de l'opération. A la vérité, l'on trouve dans les auteurs plusieurs observations qui prouvent que les malades n'ont accusé aucune douleur pendant la vie, quoique après la mort l'autopsie ait montré des calculs même assez volumineux dans quelques points des voies urinaires.

Le volume des calculs est opposé à leur nombre : plus ils sont nombreux plus ils sont petits, toutes choses égales d'ailleurs.

Quant à la couleur, à la densité, à la pesanteur, etc., elles sont moins susceptibles d'être envisagées d'une manière générale. Il en sera question en examinant chaque espèce de ces concrétions.

SECTION IV.

Des différentes espèces de Calculs et de leurs caractères spéciaux.

Ce seroit s'écarter des bornes prescrites que de donner ici un exposé des analyses chimiques des calculs ; il faudroit entrer dans beaucoup de détails et un simple extrait deviendroit absolument inutile : aussi vais-je me borner aux principaux caractères.

D'après les recherches les plus récentes on a admis dans les calculs douze substances différentes, dont l'union par deux, trois, quatre et même par cinq, composent tous ceux qui ont été soumis au creuset du chimiste. Ces douze substances ainsi unies en forment neuf espèces dont quatre sont excessivement rares. Ainsi je n'aurai à m'occuper que des cinq autres qui comprennent les concrétions

formées, 1o d'acide urique; 2o d'arate d'ammoniaque; 3o d'oxalate de chaux; 4o de phosphate
de chaux; 5o et de phosphate ammoniaco-magné-
sien. Quant à celles de silice, découvertes par
Fourcroy; celles d'oxide cystique aperçues par
M. Wollaston; d'oxide xantique rencontrées par le
docteur Marcet, et au calcul fibrineux que M. Astely Cooper a envoyé à ce dernier chimiste pour
en faire l'analyse, à peine se sont-ils montrés aux
recherches les plus étendues.

Calculs formés d'acide urique. Ce sont ceux
que l'on rencontre le plus fréquemment dans la
pratique (1). Ils se présentent sous la forme d'un
ovoïde légèrement aplati, compactes, lisses et po-
lis, rarement inégaux à leur périphérie. Quand on
les scie, on voit qu'ils sont d'autant plus denses que
l'on se rapproche davantage du centre. Leur surface interne présente des lignes ou stries dont la
disposition offre beaucoup de variétés, quelquefois
d'une couleur différente. La couleur de ces concrétions varie du jaune au brun, elle se rapproche
beaucoup de celle du bois. On observe dans quelques cas, que les calculs sont recouverts d'une espèce de pellicule plus foncée en couleur et d'une
densité plus grande. Littre (2), qui l'a désignée sous
le nom d'écorce, assure qu'elle apporte un grand

---

(1) Sur 600 calculs analysés par Fourcroy, il s'en est
trouvé 150 d'acide urique.

(2) Mémoire de l'Acad. roy. des Sciences, année 1720,
pag. 436 et suiv.

obstacle à leur dissolution. Traités par la soude et la potasse ils se dissolvent complétement sans dégagement sensible de gaz; traités par l'acide nitrique, ils s'y dissolvent en lui donnant une couleur rouge; insolubles dans les carbonates alcalins, les acides les précipitent des dissolutions alcalines, en flocons blancs qui, recueillis sur un filtre et désséchés, paroissent bientôt sous la forme de paillettes brillantes.

L'acide urique forme encore la presque totalité de la gravelle que les malades rendent quelquefois en quantité prodigieuse; ce qui a fait dire à quelques auteurs que les reins étoient une carrière inépuisable de calculs urinaires. Il n'est malheureusement pas rare que quelques-uns de ces graviers acquièrent par un séjour plus ou moins prolongé dans la vessie, un volume qui ne leur permettra plus d'être expulsés par l'urètre. C'est ainsi que commencent tous les calculs de cette nature, excepté néanmoins ceux qui ont pour noyau un corps étranger : si dans le développement de ces calculs l'urine change de nature, et qu'au lieu de contenir de l'acide urique en excès, ce soit tout autre substance, celle-ci se déposera également par couche à la périphérie du noyau, ce qui constituera un calcul formé de couches superposées et de différentes natures. Toutes les variétés que l'on observe à cet égard sont autant de preuves des différences que présente l'urine. Nous aurons occasion de revenir sur ce sujet.

Calculs d'urate d'ammoniaque. Autant les premiers sont fréquens, autant ceux-ci sont rares, du moins si on les envisage comme entièrement formés par cette substance, dont Brande conteste la présence, bien qu'elle ait été admise par tous les chimistes depuis Scheel, qui la découvrit sans la reconnoître. Ce principe entre comme ingrédient accessoire dans la composition d'un certain nombre de calculs. Ceux dans lesquels il prédomine sont d'un petit volume, moins denses et moins foncés en couleur que les précédens; leur teinte se rapproche un peu de la couleur de café au lait : peu solubles dans l'eau, ils se dissolvent entièrement dans la soude et la potasse, en dégageant des vapeurs ammoniacales très-prononcées; si on les traite par l'acide muriatique, il leur enlève l'ammoniaque, et laisse à nud l'acide urique qui se dissout ensuite dans les alcalis sans effervescence.

L'écorce dont parle Littre, est souvent plus manifeste dans ces sortes de calculs que dans les précédens; en effet il n'est pas rare de voir les concrétions d'urate d'ammoniaque recouvertes d'une couche d'acide urique pur.

Calculs formés d'oxalate de chaux. Ils sont remarquables, 1° par la régularité de leurs caractères ; 2° par l'identité de leurs principes constituans ; 3° par la manière avec laquelle se comporte la matière animale qui se montre plus abondante dans ces sortes de calculs que dans les autres. D'une forme sphérique, d'une densité et d'une dureté considérables, d'une couleur grise et jaunâtre tirant sur le brun, les pierres murales se montrent ordinairement uniques dans la vessie ; leur périphérie est parsemée d'une foule de grains tuberculeux plus ou moins développés, plus ou moins aigus, ce qui les a fait comparer à des mures, d'où elles tirent leur nom. Ces calculs sont durs, très-difficiles à briser, exhalant une odeur de sperme quand on les scie ; calcinés ils donnent à peu près le tiers de leur poids de chaux vive ou de carbonate calcaire suivant le degré de température employée : insolubles dans les alcalis, peu solubles dans les acides, ils se laissent décomposer par les carbonates alcalins. Fourcroy assure que c'est à la matière animale que ces calculs doivent leur tissu dense et serré, le poli de leur intérieur ainsi que les diverses nuances de leur teinte. Quand on veut obtenir cette matière isolée, on suspend au moyen d'un fil un fragment de ces calculs dans de l'acide nitrique affoibli, qui dissout l'oxalate de chaux.

M. Breschet (1), faisant l'exposé sommaire des recherches de M. Marcet, et considérant le nombre des morts appartenans à chaque espèce de calculs examinés par ce chimiste, fait remarquer que les muraux sont ceux qui ont déterminé le moins de cas funestes. « Ce résultat semble prouver, dit-il, que c'est moins par l'irritation mécanique de la

---

(1) Diction. de Méd., art. Calcul.

pierre, que par la diathèse particulière des sécrétions urinaires que les suites de l'opération peuvent
varier. » Nous observerons à cet égard qu'un malade,
qui porte dans la vessie un calcul d'exalate de chaux,
en raison des douleurs qu'il détermine, cherche
bien plutôt à s'en débarrasser; que s'il s'agissoit de
ceux de tout autre espèce qui, irritant moins
les parois vésicales, sont gardés plus long-temps,
et peuvent exercer par là une influence plus grande
sur l'économie en général.

Calculs formés de phosphate de chaux. Ils sont
assez rares. On les reconnoît très-facilement par
leur peu de consistance; par leur volume, qui est
ordinairement le plus considérable. Ils sont du reste
d'un blanc sale; friables, opaques. Quand on les
scie, le détritus qui en résulte est grossier, d'un
blanc mat. L'examen de leur intérieur présente
assez souvent des nuances qui varient d'après la
composition. Quand on les triture avec les alcalis,
ils ne laissent pas dégager d'ammoniaque; insolubles
dans la potasse, la soude et l'acide sulfurique, ils se
dissolvent très-bien dans les acides nitrique et hydro-
chlorique. Il est assez rare de trouver des calculs
exclusivement formés par ce sel, qui entre du reste
dans la composition d'un assez grand nombre.

*Calculs formés de phosphate ammoniaco-magné-
sien.* Ils sont blancs comme les précédens, dont ils
diffèrent en ce qu'ils sont, pour ainsi dire, demi-
transparens. Chauffés à une forte chaleur, ils
sont susceptibles de se vitrifier. Quand on les

scie, le détritus qui en résulte est doux au toucher. Leur densité est assez grande ; ils ne se brisent pas facilement comme ceux de phosphate de chaux. Si l'on examine leur intérieur, on y remarque beaucoup de variétés soit dans la couleur, soit dans la disposition des couches. Mis dans la bouche, ils s'y dissolvent légèrement, et laissent un goût douceâtre. Solubles dans les acides sulfurique, nitrique et muriatique, ils ne sauroient se dissoudre dans les alcalis, qui les décomposent, en dégagent de l'ammoniaque, et la magnésie se précipite. Ce sel forme à lui seul quelques concrétions urinaires. On le trouve surtout dans un très-grand nombre, uni à d'autres substances.

Les calculs sont loin de se présenter constamment formés d'un seul principe. Non compris toujours la matière animale, qui entre dans la composition de tous. Les diverses substances que nous venons d'examiner, s'unissent souvent entre elles dans des rapports variés ; c'est ainsi que l'acide urique se lie d'une manière assez intime avec les phosphates terreux, que l'urate d'ammoniaque s'unit à ces mêmes phosphates, que les phosphates s'unissent entre eux. On a trouvé l'oxalate de chaux, l'acide urique, l'urate d'ammoniaque unis à ces mêmes phosphates. Les autres principes étant très-rares, doivent ne se présenter que rarement, même en mélange. Ce qui a fait que quelques auteurs ont distingué un très-grand nombre d'espèces de calculs ; c'est qu'ils ont considéré comme telles, non-seulement les divers mélanges intimes de leurs différens principes , mais encore , la rencontre de ces mêmes principes en couches distinctes. Or, dans ce cas, il n'est pas de raison pour qu'on en établisse autant d'espèces qu'il y en a de variétés.

SECTION V.

De la matière animale.

Les recherches chimiques ont constamment démontré dans les calculs un principe particulier qui, au rapport de Fourcroy, est regardé avec raison, comme le canevas primitif de ces concrétions. Il semble servir de gluten qui lie tous les autres principes, varie dans chaque espèce de calculs , par sa disposition, sa quantité relative , et même sa nature intime , bien qu'il ait constamment fourni, par les analyses, les caractères des substances animales ; de là le nom par lequel on le désigne (1). Voici ce que dit Fourcroy à cet égard (2) : « Mais ce qu'il y a de
» remarquable dans cette association de substance
» animale avec les divers autres matériaux consti-
» tuans des calculs urinaires , c'est que chacun

---

(1) S'imaginer que les canevas des pierres sont tous semblables , ce seroit s'abuser, dit Tenon, Acad. roy. des Sc., 1764 , pag. 384 ; ils diffèrent par l'arrangement de leurs parties et souvent par quelques-unes des substances qui entrent dans leur composition.

(2) Ouvrage cité , tom. x, pag. 233.

» d'eux semble être uni à une matière animale dif-
» férente : tantôt albumineux, tantôt gélatineux ,
» tantôt mêlé de l'un et de l'autre, quelquefois, et
» même souvent , accompagné de la matière parti-
» culière de l'urine que j'ai nommée urée , ce ca-
» nevas animal paroît avoir un caractère constant
» dans chaque espèce de composé calculeux. Ainsi
» l'acide urique et l'urate ammoniacal, contiennent
» une sorte d'albumine chargée d'urée ; les phos-
» phates terreux recèlent de l'albumine et de la
» gélatine , sous une forme membraneuse , ou
» lamelleuse et cellulaire ; tandis que l'oxalate de
» chaux cache entre ses couches denses et feston-
» nées , un tissu spongieux, plus serré, plus abon-
» dant d'une albumine plus colorée , plus conden-
» sée; tandis que la silice enveloppée, dans les cellules
» d'une substance assez analogue à cette dernière ,
» imite aussi les calculs muraux , soit par la struc-
» ture qu'elle affecte , soit par la densité qu'elle
» contracte dans ces espèces de concrétions. »

Si cette substance animale varie dans chaque
calcul , si elle en détermine en quelque sorte la
forme , si elle en modifie la couleur , la structure
la densité , etc. , on peut juger de son influence
dans la formation de ces corps étrangers.

SECTION VI.

Du noyau des Calculs.

Toutes les concrétions urinaires ont un noyau ,
si toutefois l'on peut regarder comme tel leur pre-

mier rudiment, quelle qu'en soit la nature ; mais,
comme cette expression semble désigner un corps
étranger, autour duquel viennent se fixer quelques
molécules nageant, pour ainsi dire, dans le fluide
urinaire, elle ne me paroît pas trop convenable
dans les cas assez fréquens où les calculs sont, pour
ainsi dire, formés dans une seule pièce. Ainsi, par
exemple, un grain de sable formé dans le rein et
charrié dans la vessie par les urines, s'y développe
par l'addition de couches de même nature, de
sorte qu'il ne présente d'autre différence que d'être
pour l'ordinaire plus dense vers son centre qu'à
sa circonférence.

Les calculs peuvent avoir pour noyau des corps
d'une nature entièrement opposée, nous allons
les ranger dans trois sections. 1º Ceux qui sont
formés dans l'intérieur du corps : ainsi des caillots
de sang (1), du mucus épaissi, des grains de
sable, etc. ; 2º ceux qui se sont introduits dans la
vessie par une voie autre que l'urètre ; des fragmens de
biscaïens, des balles ainsi que Fabrice de Hilden (2).
Covillard (3), Mareschal (4), Morand (5) etc., en

----

(1) Au rapport de M. Deschamps, frère Côme trouva un
caillot de sang dans un calcul extrait de la vessie de M. de
Beaumont, archevêque de Paris ; et, chose étonnante, d'a-
près quelques symptômes qu'avoit éprouvés le prélat, ce
chirurgien avoit prédit ce genre de noyau.

(2) Fabricius Hildanus, cent. III, obs. 67, pag. 50.

(3) Observ. 7.

(4) Oper. de Garengeot, tom. I pag. 170.

(5) Opus. de Chir., part. II, pag. 248.

rapportent des exemples ; des corps étrangers introduits dans le rectum ou formés dans le petit bassin et passés de là dans la vessie par l'effet de l'ulcération ; ainsi que Camper en rapporte une observation dans les prix de l'académie de Chirurgie. 3°. Ceux qui ont été introduits dans la vessie par l'urètre. Ces derniers sont les plus nombreux. Comme les motifs de cette introduction peuvent être différens, ils serviront de base à une subdivision. (a) Il est malheureusement arrivé trop souvent d'employer de mauvaises sondes qui se sont rompues et dont une portion est restée dans la vessie. Des bougies mal fixées ont aussi pu glisser en se pelotonnant et pénétrer dans l'urètre à une telle profondeur, qu'il n'étoit plus possible d'en faire l'extraction, ainsi que Collot en rapporte un exemple (1). Dans d'autres circonstances, des sondes ont été pour ainsi dire oubliées dans ce canal ; et après un séjour plus ou moins long, ou bien elles se sont rompues , ou bien il s'est fait à leur extrémité oculaire un dépôt qui s'est détaché en tout ou en partie pour les retirer ; de là des noyaux de calculs.

(b) Les auteurs rapportent des faits très-nombreux et très-curieux sur la nature des corps étrangers, servant de noyau à des calculs vésicaux. Cheselden, Paré, Bonet, Vicq-d'Azir, Morgagni etc., y ont trouvé des morceaux de bois, des fragmens

---

(1) Collot, pag. 77.

d'aiguille , d'ivoire etc. Dans quelques cas on y a rencontré des portions de tuyaux de pipe, des épis de blé (1), des graines céréales (2), un morceau de fer (3), une portion de bouton (4), de petites clefs, etc. Desault dit avoir trouvé à l'hôtel-Dieu de Paris, une pomme d'api servant de noyau à un calcul chez une femme. M. Deschamps (5) y a trouvé une paille ; M. Sue, une portion d'allumette. On sait pourquoi tous ces corps se rencontrent dans la vessie.

Il est extrêmement rare de trouver des gens qui confessent de bonne foi l'introduction de ces corps étrangers par l'urètre : chacun estime plus commode de dire, et on ne manque pas de l'affirmer, quils ont été avalés, et que l'on ne comprend pas comment il sont parvenus dans cet organe. Instruit de ce stratagème, le praticien doit au moins savoir douter. Cependant les ouvrages contiennent des faits qui sembleroient prouver que des corps étrangers peuvent passer de l'estomac dans la vessie. Il est question, dans les transactions philosophiques (6), de deux balles de plomb avalées par suite de coliques, et qui furent rendues par l'u-

---

(1) Acad. des Sciences , 1763.
(2) Pouteau, Mélanges de Chirurgie.
(3) Collot, Opérat. de la Taille.
(4) Nuck, Opérat. Chirugr.
(5) Opérat. de la Taille.
(6) An 1668.

rètre. Les mémoires de la société d'Edimbourg (1) contiennent des exemples dans lesquels des aiguilles avalées auroient été trouvées dans la vessie. Au rapport de Pouteau (2), des haricots blancs auroient aussi passé de l'estomac dans la poche urinaire, etc. Si les faits rapportés sont exacts, ces corps suivent-ils le torrent de la circulation?

Le noyau ne se présente pas constamment au centre, on l'a quelquefois rencontré bien près d'un point de la circonférence. Les calculs peuvent en contenir plus d'un ; mais les auteurs qui ont observé ces faits ne disent pas s'ils étoient de même nature ; rien ne semble prouver encore que cette nature ait quelque influence sur la composition du calcul, puisque, dans ceux de la même espèce, on en trouve de totalement différens.

---

(1) Tom. 4, pag. 36o.
(2) OEuvres Posth. , tom. iii , pag. 290.

CHAPITRE III.

ACTION DES CALCULS SUR L'ÉCONOMIE.

SECTION PREMIÈRE.

Signes à l'aide desquels on peut les reconnoître.

Il n'est pas aussi facile qu'on pourroit se le figurer de constater la présence des calculs dans un point quelconque des voies urinaires. Les signes que l'on regarderoit comme très-positifs deviennent parfois très-incertains. Galien avoue s'être mépris lui-même à cet égard : il attribua à la descente d'un gravier une douleur qu'il ressentit dans le trajet des uretères, et qui se dissipa en prenant des clystères émoliens qui lui firent rendre quelques matières glaireuses.

On a distingué ces signes en rationnels et en sensibles. Les premiers sont très-nombreux ; mais leur

réunion même est loin de suffire pour lever tous les
doutes. Nous ne rapporterons ici que les principaux. Lorsqu'il existe un calcul dans les reins ou
les uretères, son existence est toujours douteuse;
d'autant plus que l'expérience démontre chaque jour
qu'il est possible d'éprouver tous les symptômes de la
pierre sans en être affecté, que par opposition les
ouvertures de cadavre font souvent voir les reins
farcis de ces sortes de concrétions, sans que les malades en aient ressenti la moindre incommodité.
« Mais souvent ces signes manquent, dit Desault (1),
et les reins sont remplis de pierres, sans que les
calculeux aient ressenti la plus légère douleur, ni
manifesté le moindre symptôme de néphrétie. Ce
n'est qu'après leur mort qu'on reconnoît cette affection des reins qu'on n'avoit pas même soupçonnée pendant la vie. » « Il est utile d'observer, dit
M. Portal (2), qu'il est des sujets chez lesquels les
reins ont été trouvés remplis de graviers, et dont les
urines, loin d'éprouver aucun dérangement dans
leur cours, ont, au contraire, toujours été claires.
D'autres n'ont même éprouvé ni nausées, ni vomissemens, ni douleurs, dans la région des lombes. »

Ces signes varient d'après une multitude de circonstances, dont les unes se rattachent au genre
de vie des calculeux, à leur degré de suscepti-

---

(1) Mal. des Voies Urinaires, tom. III, pag. 61.
(2) Anatomie Médic., tom. v, pag. 386.

bilité, etc., et les autres dépendent de la nature, de
a forme, de la configuration, du nombre, de la mobi-
lité, etc., des concrétions. Un individu très-irritable,
menant une vie très-active, exposé à des secousses
violentes, porte un ou plusieurs calculs mobiles,
volumineux, très-pesans, à surface rugueuse et
inégale, etc. Certainement il en est bien plus affecté, toutes choses égales d'ailleurs, qu'un autre
individu qui se trouve dans des circonstances opposées : ainsi tantôt le malade éprouve seulement
une douleur obtuse dans l'un des hypocondres,
tantôt ces douleurs sont très-vives et même lan-
cinantes, surtout lorsque le malade fait quelques
mouvemens; elles se propagent aux parties voisines,
et notamment le long des uretères. On observe souvent la rétractation, et même l'atrophie du testicule
correspondant. Il s'y joint des symptômes généraux, la fièvre, l'insomnie, l'agitation, les nausées,
les vomissemens, etc. Il est rare que le cours des
urines ne soit pas interrompu ou du moins troublé,
quelquefois elles sont sanguinolentes, tous les symptômes de la néphrétie calculeuse se montrent successivement.

Lorsque la pierre est dans la vessie, elle manifeste sa présence par des signes moins équivoques,
ou du moins l'on peut en acquérir un qui ne laisse
guère de doute. Le malade éprouve des douleurs
qui, d'abord locales et légères, augmentent par le
mouvement, surtout l'exercice à cheval ou en
voiture; elles s'étendent aux parties voisines, se pro-

pagent le long de l'urètre jusqu'au gland, auquel les malades les rapportent presque toujours. Ces douleurs s'accompagnent de la sensation d'un poids qui porte sur le périnée, d'engourdissement dans les cuisses, de la rétractation, et même l'atrophie d'un des testicules; les besoins d'uriner sont fréquens, le jet de ce liquide est souvent interrompu d'une manière brusque, il ne reprend quelquefois son cours que par un changement de position du malade. Dans d'autres circonstances, les urines ne coulent que goutte à goutte avec un sentiment de chaleur qui se convertit en ardeur brûlante à l'extrémité de la verge.

Il est bon de noter que les symptômes de la pierre peuvent se manifester tout à coup, à la suite d'un effort ou d'un mouvement violent. On connoît l'histoire de ce prêtre qui, prenant un livre dans sa bibliothèque, fut à l'instant saisi de douleur, etc., et l'existence de la pierre fut constatée. M. Deschamps parle d'un horloger qui, portant une pendule, en ressentit tout à coup tous les symptômes : peu de jours après il fut taillé par frère Côme, qui retira de sa vessie une pierre de vingt-quatre onces (1).

Lorsqu'il s'agit d'un calcul mural, les douleurs deviennent souvent très-vives après l'évacuation de l'urine, ce qu'on ne peut attribuer qu'à la contraction de la vessie sur un corps raboteux; les

---

(1) Traité de l'Opération de la Taille, pag. 166.

malades sont souvent tourmentés par des érections involontaires et très-incommodes. On remarque dans les établissemens publics, que les enfans qui sont tourmentés de la pierre, trouvent du soulagement à se tirailler la verge, aussi est-ce ce qu'ils font communément dès l'instant de la douleur, ou quand ils veulent uriner.

Si le volume du calcul est considérable, s'il est couvert d'aspérités, ou bien encore s'il y en a un grand nombre, l'irritation ne se borne pas à la vessie, les douleurs se propagent le long des uretères jusqu'aux reins, notamment chez les adultes et les vieillards ; les urines deviennent visqueuses, tenaces et purulentes, elles exhalent une odeur insupportable, même dès l'instant qu'elles sont rendues ; les malades sont dans une agitation continuelle, leurs souffrances sont innouies. On les voit quelquefois se croiser les cuisses ou marcher les jambes écartées, s'introduire le doigt dans le rectum, où ils croient sentir un corps dur qui détermine les tourmens qu'ils éprouvent : on observe quelquefois la sortie des hémorroïdes, et même la chute du rectum chez les enfans.

Ce cortége de symptômes, s'accompagne de troubles généraux qui mettent pour l'ordinaire un terme aux souffrances et à la vie du malade. C'est ainsi qu'on voit se manifester successivement la perte de l'appétit et du sommeil, les troubles de la circulation, le délire et la fièvre lente, ordinairement suivie de la mort.

Lorsque le calcul est assez volumineux pour remplir la capacité de la vessie, il en résulte nécessairement une incontinence d'urine, ce fluide est porté au dehors, au fur et à mesure qu'il est charrié par les uretères. On a remarqué dans ce cas que les calculs étoient creusés d'une ou plusieurs cannelures destinées au passage du liquide; la même remarque a été faite pour ceux qui sont engagés dans l'orifice vésical de l'urètre, qu'ils obstruent en grande partie, sans que la rétention d'urine en soit une suite bien nécessaire, à moins qu'ils y soient depuis peu; il est néanmoins de ces cas où les malades ne peuvent que très-difficilement se débarrasser de l'urine; pour y parvenir, ils sont forcés de prendre des positions extraordinaires; on en a vu qui ne pouvoient uriner que dans la station sur la tête.

Il sembleroit, d'après ce qui précède, qu'on ne devroit jamais se méprendre sur l'existence ou la non existence des calculs. Cependant la réunion même complète des signes rationnels de la pierre est loin de suffire pour lever toute espèce de doute M. Richerand rapporte, dans sa nosographie, un fait assez curieux (1). Un malade avoit éprouvé la plupart des symptômes propres à faire croire à l'existence d'un calcul. Le cathétérisme ayant détruit cette croyance, le malade fut soumis à un traitement an-

-----

(1) Nosographie Chirurg., 4e édition, tome III, page 531.

tisiphylitique qui fit cesser tous les symptômes. Ce pathologiste distingué fait précéder cette observation de l'exposé succint d'un fait qui démontre exactement le contraire. Manœuvrant les opérations chirurgicales à l'hôpital de la Charité, l'auteur rencontra un énorme calcul d'oxalate calcaire dans la vessie d'un cadavre mort d'une maladie étrangère à cette affection, que l'on n'avoit pas soupçonnée pendant la vie.

Les signes sensibles de l'existence des calculs se réduisent au cathétérisme; car l'introduction du doigt dans le rectum ne donne souvent pas de résultat satisfaisant. Ce moyen ne peut être considéré que comme accessoire, sans qu'on doive néanmoins le négliger. Nous ne reviendrons pas sur la manière de pratiquer cette opération. Les préceptes en ont été exposés avec détail au traitement de la rétention d'urine par les sondes. Il ne s'agit ici que de reconnoître le calcul, et d'en constater l'existence. Tous les praticiens s'accordent aujourd'hui à donner la préférence aux algalies pour ce genre de recherche, qui est très-minutieux, et auquel il faut être habitué pour procéder avec avantage. Dans les cas les plus ordinaires, l'algalie rencontre aisément la pierre; on n'a pas même besoin de la chercher : elle vient d'elle-même, par l'effet de l'évacuation de l'urine, heurter l'extrémité de l'instrument. Alors on ne conserve plus aucun soupçon : mais il n'en est pas toujours ainsi. On cherche quelquefois long-temps. Il faut alors promener doucement la sonde, en procédant d'un point à l'autre, et faire en sorte que son bec parcoure toute la capacité de la vessie. Il faut faire changer de position au malade, et recommencer ensuite ses recherches. Si cette poche est distendue par l'urine, on laisse écouler ce fluide; si au contraire elle est dans un état de vacuité, on y pousse doucement une ou plusieurs injections. Il faut ne jamais perdre de vue que la prostate peut être engorgée, et le petit calcul se cacher derrière la tumeur que forme cet engorgement. On donnera de temps à autre de légères secousses à l'algalie, afin de rendre plus sensible le choc de l'instrument contre le calcul. Il est bien prouvé par l'expérience que ces investigations, tant bien dirigées qu'elles soient, lorsqu'elles ne donnent pas de résultat satisfaisant, doivent être réitérées plusieurs fois, et même pratiquées par différentes personnes. On trouve dans les auteurs des exemples nombreux qui prouvent que des praticiens très-expérimentés n'avoient pu rencontrer dans la vessie des calculs même assez volumineux. Si ces recherches sont en contradiction avec les signes rationnels, M. Deschamp donne le précepte de les chercher dans les parties voisines de cet organe.

Il y a plusieurs circonstances qui peuvent rendre les recherches dont il s'agit incertaines et même infructueuses.

1°. Les engorgemens de la prostate, sur lesquels nous ne croyons pas devoir revenir.

2°. La petitesse et la légèreté du calcul qui dans

l'état de vacuité de la vessie peut rester caché derrière quelques replis membraneux, et lorsque cet organe est distendu, demeurer suspendu dans le liquide agité et éviter le contact de l'algalie, ou si elle le rencontre le choc est tellement léger, que la sensation ne le perçoit pas.

3°. Cette sensation sera encore très-confuse si le calcul est enduit et en quelque sorte revêtu par une couche de mucus épaissi, ainsi que les auteurs en rapportent des exemples; il sera très-facile alors de confondre ce calcul avec les fongus, les polypes, un état squirreux de la vessie ou quelques corps étrangers placés dans le voisinage et faisant saillie dans cet organe.

4°. Les hernies de vessie : lorsqu'une portion de cet organe se trouve déplacée et engagée dans quelque ouverture soit naturelle, soit morbide : si la pierre se trouve comprise dans ce déplacement, il est très-possible que l'algalie ne puisse pas la découvrir.

5°. On connoît tout ce qu'ont écrit les auteurs sur les vessies à cellules, le chatonnement des pierres, et les doubles vessies qui sont contestées de nos jours ou du moins envisagées sous d'autres points de vue : il est constaté, par l'observation, que des pierres peuvent être cachées dans des espèces de poches ou cellules présentant une foule de différences par leur situation, leur forme, leur nombre, leur disposition, leur grandeur, la structure de leurs parois, etc. Les faits rapportés par

Franco (1), Tolet (2), Alex. Monro (3), Hous-
tet (4), Tulpius, Moreau (5), Lapeyronnie (6), etc.,
ne laissent aucun doute à cet égard : quant aux
pierres adhérentes elles doivent être fort rares; la plupart des lithotomistes disent n'en avoir jamais rencontré, et si elles ont été admises par quelques auteurs il paroîtroit que ce seroit pour cacher quelques
méprises. Le sang caillé peut en imposer en servant de moyen d'union entre la pierre et la vessie,
dit M. Deschamps, qui en rapporte un exemple (7).

Que les pierres soient enkistées, chatonnées ou
adhérentes, il est quelquefois très-difficile, impossible même, à l'algalie d'en constater la présence
surtout lorsque ces dispositions coïncident avec un
état de dégénérescence cartilagineuse de la poche
urinaire : ces circonstances sont rares à la vérité,
mais il suffit qu'elles puissent se rencontrer pour
que le praticien doive se tenir en garde.

Au rapport de quelques auteurs, il auroit été
possible de se tromper au point de prendre une di-

---

(1) Traité des Hernies, chap. 41, pag. 107.

(2) Traité de Lithotomie, pag. 74.

(3) Essais et Observ. de Méd. de la société d'Édimbourg,
tom. ix, pag. 257.

(4) Mémoires de l'Acad. des Sciences, Paris, an 1702.

(5) Mémoires de l'Acad. roy. de Chir., in-4°, tom. 2.

(6) *Ibid.*, pag. 42.

(7) Traité de l'Opérat. de la Taille, tom. 1, pag. 77.

latation de la portion membraneuse de l'urètre pour la vessie, et de ne faire les recherches que dans cette poche accidentelle. L'erreur me semble un peu grossière, il faudroit avoir bien peu d'habitude, ou procéder à cette exploration avec une légèreté toujours blâmable quand il s'agit d'un point aussi essentiel.

Est-il aussi facile que l'ont avancé quelques auteurs de reconnoître, par le moyen du cathéter seul, le nombre, le volume, la figure, le poli et la dureté des calculs dans la vessie ? La proposition nous semble un peu hasardée. Il est vrai que, dans quelques cas, l'on peut juger à peu près, mais cet à peu près laisse toujours beaucoup à désirer, même dans les cas les plus favorables. Nous ferons connoître un moyen qui remplira ce but d'une manière satisfaisante.

Nous avons déjà vu que certains malades pouvoient porter des calculs, même assez gros, sans s'en apercevoir. M. Deschamps (1) parle d'un octogénaire qui en avoit un énorme dans la vessie, et n'éprouvoit d'autre incommodité que de rendre un peu plus souvent ses urines. Il est des calculeux chez lesquels tout symptôme disparoît, quoique le cathétérisme ait démontré chez eux l'existence d'un calcul vésical. On connoît l'anecdote curieuse de Morand. Ce praticien, appelé pour constater la pré-

____

(1) Ouvrage cité.

sence d'une pierre dans cet organe , déclara que le
malade en étoit affecté; peu de temps après les douleurs et les autres symptômes diminuèrent au
point que le patient n'en conservoit que le souvenir. Piqué de ce qu'il appeloit l'opiniâtreté de
Morand , il fit un acte par lequel il lui donna, pour
son instruction, disoit-il , son corps à ouvrir. Lorsque le malade mourut , cette ouverture fut faite
avec beaucoup d'éclat ; et l'on trouva , dans la partie latérale de la vessie , trois calculs dont chacun
égaloit le volume d'un noyau d'abricot.

SECTION II.

Influence des Calculs sur quelques organes.

Le court exposé que nous avons fait des symptômes généraux des calculs suffit pour faire connoître l'action que ces corps peuvent exercer sur
l'économie en général , il suffira de noter ici cette
action sur quelques organes spéciaux.

Lorsqu'une pierre a séjourné plus ou moins long-
temps dans la vessie , le point sur lequel elle
appuie ordinairement, devient de plus en plus
irrité , surtout si le calcul est volumineux , pesant
et inégal. On a dans quelques circonstances remarqué l'érosion de cette partie; érosion, qui s'étendoit
même aux organes voisins , le rectum, etc. , ainsi

que Tulpius (1), Fernet (2), Chopart (3), Deschamps (4), etc. , en rapportent des exemples. Chez
la femme , cette érosion peut établir une commu- ,
nication entre la vessie et le vagin : des faits rapportés par Fabrice de Hilden (5) en fournissent la
preuve.

Si les érosions produites par les calculs sur les
parois vésicales sont rares, il n'en est pas de même
de quelques autres altérations résultant de leur
présence. On remarque en général que les parois
vésicales prennent de l'accroissement et que la capacité de l'organe diminue d'une manière manifeste.
M. Portal (6) parle de vessies réduites à la grosseur
d'une noix, dont la cavité étoit presque effacée.
Quant à l'épaisseur des parois, elle est en rapport
avec la diminution de capacité de l'organe. Ruysch
(7) en a rencontré qui avoient un doigt d'épaisseur.
Rivière (8) et Camérarius (9) en ont vu qui avoient
un et même deux pouces. C'est sans doute dans des

---

(1) Lib. III, cap. II , pag. 182.

(2) Pathologie , lib. IV, cap. 2.

(3) Malad. des Voies Urin. , tom. 2 , pag. 134 et suiv.

(4) Opérat. de la Taille , pag. 171.

(5) Fabricius hild. cent. I, obs. 58 , pag. 52 ; et cent. III,
obs. 69, pag. 251.

(6) Acad. des Sciences de Paris , an 1770.

(7) Obs. 89.

(8) Prax. Méd. , lib. IV , pag. 21.

(9) Ephém. N. C. , art. III , obs. 40.

cas analogues que quelques praticiens ont voulu, mais en vain, pousser des injections dans la vessie; ayant échoué, ils on prétendu que la chose étoit très-difficile sinon impossible.

Lorsque les calculs séjournent quelque temps dans l'urètre ou les uretères, ils occasionnent d'abord par leur accroissement une dilatation plus ou moins grande de ces canaux : l'irritation qu'ils produisent peut déterminer tous les genres possibles d'altération.

Une action assez singulière des calculs est celle qu'ils exercent sur les reins : après avoir altéré leurs fonctions, déterminé leur inflammation, etc., ils en opèrent quelquefois la destruction au point de les réduire à des peaux un peu épaisses, ce qui est toujours suivi de la suppression d'urine.

L'engorgement du testicule et de l'épididyme accompagne assez souvent la présence des calculs dans la vessie, notamment lorsqu'ils ont leur siége au col de cet organe, ou qu'ils sont encore engagés dans les uretères. Au rapport de Ruysch (1) et de Collot (2), les calculs placés en ce dernier endroit produisent beaucoup plus d'irritation, et exercent par conséquent une influence plus marquée sur l'économie en général.

_____

(1) Observat. 15.
(2) Pag. 171.

CHAPITRE IV.

Pronostic.

Sous quelque point de vue que l'on envisage l'affection calculeuse, on ne peut s'empêcher de lui reconnoître un caractère de gravité qui se trouve ensuite augmenté ou diminué par une foule de circonstances qu'il est facile de se représenter : aussi me contenterai-je de les indiquer sommairement.

Toutes les fois que par sa situation le calcul est inaccessible aux moyens curatifs, il constitue une affection bien plus grave que lorsqu'il est possible de l'attaquer directement, soit par les procédés connus, soit par ceux que nous proposons : on ne peut alors compter que sur l'action de quelques médicamens dont l'action indirecte est toujours fort incertaine : aussi est-il bien prouvé par l'expérience que les malades finissent presque toujours par succomber aux ravages que produit à la longue le corps étranger sur les tissus organiques : les effets des calculs sur nos organes varient d'après leur nombre, leur volume, leurs aspérités, la susceptibilité individuelle, l'exaltation sympathique et notamment une espèce d'idiosyncrasie qu'on ne peut expliquer, mais qui rend les maladies en général plus ou moins dangereuses.

Lorsqu'au contraire il est possible d'attaquer le calcul par des moyens directs, le malade court des chances que font varier les mêmes circonstances provenant du corps étranger et des dispositions de l'individu, mais qui rendent toujours plus ou moins heureux les effets obtenus par les moyens que nous allons exposer et d'après lesquels il sera facile de juger avec certitude ce que le malade peut craindre ou espérer.

CHAPITRE V.

Moyens curatifs.

On peut partager en quatre groupes les divers moyens proposés pour remédier à l'affection calculeuse, 1° ceux dont le secret fait le principal et unique mérite, et dont le nombre ni la propriété ne sauroient être déterminés. L'usage en est aussi ancien que fréquent ; Hippocrate parle de personnes qui périssoient victimes de leur crédulité en prenant des substances que l'on administroit dans l'intention de dissoudre la pierre : la plupart des auteurs notamment ceux qui traitent de la lithotomie sont remplis de faits curieux qui attestent combien ces remèdes secrets ont été nuisibles à l'espèce humaine, qui a toujours éprouvé un penchant très-prononcé pour tout ce qui est mystérieux et caché.

2°. Si ces arcanes ne méritent aucune considération, il n'en est pas entièrement de même d'une série assez nombreuse de substances dans lesquelles ont été reconnues quelques propriétés particulières ; elles exercent une certaine action sur les organes sécréteurs de l'urine, et sous ce rapport elles méritent une attention spéciale. Parmi ces substances (je ne parlerai ici que des principales, d'autant plus que leur vertu lithontriptique est fortement contestée), parmi ces substances on compte *l'uva ursi*, proposé par Dehaen (1), et dont les propriétés ont été singulièrement exagérées par Quer, auteur espagnol (2) ; le *pareira brava*, proclamé par Helvétius et Geoffroy ; les cloportes prônés par Augénius (3) et Graberg (4). Ce dernier rapporte plusieurs faits bien circonstanciés qui prouvent leur vertu dissolvante, surtout lorsque l'on fait coïncider leur usage avec celui de l'huile de vitriol; l'acide carbonique, vanté par Lairon (5) et par Brande ; l'acmella qui, au rapport d'un officier hollandais auroit guéri de la néphrétie et même de la pierre plus de cent personnes auxquelles on l'avoit administrée. Cette assertion, quoique confirmée par le gouverneur de l'île de Ceylan, où croît cette plante et par le chirurgien de l'hôpital de Colombo, cette assertion paroît d'abord un peu hasardée (6).

De tous les lithontriptiques qui ont paru, celui de Mlle Stephens a fait le plus de bruit ; il a même fixé l'attention de la plupart des savans du siècle

---

(1) Ratio Medendi, part. 2 et 3, et Journal de Méd. février 1760.

(2) Disertacion sobre la Pasion Nephritica, Madrid, 1763.

(3) Collect. des Thèses de Chir. de Haller, tom. 3, pag. 90.

(4) *Idem, idem.*

(5) Journal des Découvertes dans l'Art de Guérir, par Fourcroy, tom. 2, pag. 124, et tom. 4, pag. 220 et suiv.

(6) Encyclopédie, tom. 1, pag. 108.

dernier : un certain nombre de circonstances sembloient se réunir pour l'accréditer : le secret sous lequel il étoit tenu, les vues bienfaisantes de l'inventrice, et le chemin qui l'avoit conduite à cette découverte, étoient bien suffisans pour attirer les regards du public. Mlle Stéphens, issue de parens honnêtesdans le Berkshire, s'adonna dès son jeune âge à la composition de quelques remèdes pour les indigens. Ayant remarqué que ceux qui étoient affectés de graviers et de calculs éprouvoient un soulagement sensible, par l'usage intérieur des coquilles d'œuf, desséchées, calcinées et exposées ensuite à l'air, elle les administra avec plus de soin, et parvint insensiblement à composer le lithontriptique qui porte son nom, et dont elle varioit à l'infini la composition pour la dérober aux recherches des curieux. Enfin elle s'addressa au Parlement anglais, qui lui promit une récompense de 5000 liv. sterling (114000 fr.), si toutefois son remède possédoit l'efficacité qu'elle lui attribuoit. Sur vingt-deux commissaires nommés pour constater le fait, vingt déclarèrent qu'ils lui avoient reconnu une propriété dissolvante des calculs, et le parlement compta la somme promise le 28 mars 1740. Dès lors le lithontriptique fut dépouillé de tous les ingrédiens qui n'y entroient que pour en masquer la composition, qui, au rapport de quelques auteurs fut ainsi réduite :

        Savon d'Alicante   1 once. ;

        Huile d'anis   30 gouttes,

le tout mêlé dans un mortier de marbre et partagé

en 20 pilules , que le malade prenoit , une le matin et l'autre le soir , dans une cuillerée de sirop de guimauve, après les avoir roulées dans de la poudre d'yeux d'écrevisse ; le malade buvoit par-dessus un verre d'eau de chaux seconde , ou bien une tasse d'infusion de turquette ou de pariétaire. Ce remède a été modifié de mille manières. On trouve dans la collection des thèses de Haller, tome III , page 117 , sa composition première , telle qu'elle fut donnée au parlement par la demoiselle Stéphens.

Les expériences de Hâles, de Hartley, etc. en Angleterre ; de Géoffroy, de Morand, etc. , en France, ont paru avoir constaté la vertu dissolvante de ce médicament. Ce dernier fut chargé par l'académie royale des Sciences de faire les essais convenables pour savoir si l'on devoit confirmer ou infirmer le jugement porté par les commissaires anglais. Après des observations nombreuses , Morand déclara à l'académie que dans plusieurs circonstances il en avoit obtenu de très-bons effets, notamment chez les vieillards , que son administration n'avoit jamais produit de dérangement notable dans l'économie ; que son usage, continué pendant quelque jours , rendoit les urines alcalines, et que dans tous les cas il conseilleroit aux vieillards et aux adultes de l'employer avant de se soumettre à l'opération de la taille, qu'il ne rendoit ni plus ni moins heureuse. Il résulte encore des observations de Morand que ce remède ne sauroit convenir aux enfans ni

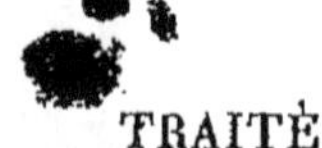

aux malades en général qui rendent des urines purulentes.

Voici du reste ce que l'on observe chez les calculeux qui en font usage ; quelques-uns rendent des urines ammoniacales chargées de glaires, d'un sédiment qui desseché se convertit en poudre jaunâtre ; si on le jette sur des charbons ardens il exhale une odeur animale assez fétide. Chez un assez grand nombre on voit les urines entraîner de petites lames cristalisées, des écailles pierreuses concaves d'un côté, convexes de l'autre, et même de petits fragmens de calcul tellement durs, qu'on éprouve une certaine difficulté à les écraser, et dans lesquels on peut compter plusieurs couches ; quelquefois ce sont des calculs entiers plus ou moins gros. On a enfin remarqué que son usage empêchoit la formation du sable urinaire (1), malgré tous ces avantages prônés par Morand et autres, ce lithontriptique est en quelque sorte tombé en désuétude, parce que dans le plus grand nombre des cas il ne produit aucun effet (2).

La composition du remède de la demoiselle Stéphens conduisit le docteur Whitt à administrer l'eau de chaux, de laquelle il dit avoir obtenu de très-bons effets dans plusieurs cas d'affection calculeuse.

____

(1) Pour plus de développemens on peut consulter les Mémoires de Geoffroy et de Morand, insérés parmi ceux de l'académie royale des Sciences, années 1739, 1740 et 1741.

(2) Quand il s'agit des calculs vésicaux.

3. Depuis que les travaux des chimistes ont fait connoître la nature et la composition des calculs on ne s'est plus borné aux simples diurétiques : on a cherché et trouvé le moyen de détourner l'action vicieuse des reins et de leur faire sécréter des urines différentes. C'étoit déjà un grand pas de fait, étant d'accord sur la nature des substances à employer, il ne s'agissoit plus que de spécifier le corps étranger que l'on avoit à combattre. Certainement si l'on avoit pu obtenir cette précieuse donnée, la science n'en seroit pas restée là ; puisque, sans la posséder, et tout en marchant pour ainsi dire à tâtons, plusieurs praticiens ont déjà obtenu des résultats très-satisfaisans , ainsi que l'on peut s'en convaincre en lisant les mémoires de Luiscius , de Mascagni , de Brande , de Fourcroy, de Marcet, etc. ; encore faut-il noter que les vues de ces praticiens chimistes se sont à peu de choses près concentrées sur un seul des principes constituans des calculs ; à la vérité sur celui qui prédomine le plus souvent : quoiqu'ils aient chacun donné la préférence à un médicament particulier, il est bon de noter que tous ont à peu près la même propriété, celle de diminuer la quantité d'acide urique de l'urine. Voici un aperçu de leurs travaux.

Mascagni avoit un motif spécial de faire des recherches sur cette matière : étant tourmenté lui-même d'une affection calculeuse, il a dû chercher tous les moyens de s'en débarrasser. Le carbonate de potasse est la substance dont il a retiré les plus heureux effets, tant sur lui que sur les autres calculeux (1).

Stiprian Luiscius, de Leyde, sans avoir connoissance des travaux de Mascagni, a fait aussi quelques recherches assez avantageuses sur cette affection, contre laquelle il a administré le même médicament que le professeur de Florence. Il a observé que son usage long-temps continué faisoit perdre aux urines leur excès d'acide, les rendoit peu à peu alcalines et finissoit par opérer la destruction du calcul (2).

Les docteurs Home, Brande et Hatchett ont réuni leurs connoissances pour procéder avec plus d'avantage à la découverte d'un vrai lithontriptique ; leurs travaux sont loin d'être dépourvus d'intérêt, quoique leur but n'ait pas été rempli. Ils ont fait plusieurs expériences comparatives avec les divers moyens déjà proposés ; et ont reconnu que la magnésie avoit quelque avantage, elle agit d'abord plus lentement, mais avec plus d'efficacité. M. Brande rapporte plusieurs faits qui prouvent que cette substance donnée à la dose de vingt grains par jour, suffit pour opérer en peu de temps un mieux très-prononcé (3).

---

(1) Recueil de la société italienne des Sciences, et les Annales de Chimie, tom. LXX, pag. 32.

(2) Annales de Chimie, tomes 75 et 89, et Bibliothèque Médicale, tom. XXIX, pag. 104.

(3) Mémoire de M. Brande, lu à la Société Médicale de Londres, le 22 février 1810. On en trouve un extrait dans

Notre célèbre Fourcroy, étoit bien loin de croire, ainsi que l'ont prétendu quelques personnes d'après Guyton Morveaux, à l'impossibilité de dissoudre les calculs dans la vessie. On sait qu'il accordoit la préférence aux alcalis fixes et purs, mais assez étendus pour être avalés impunément, il fit quelques expériences qui ne furent pas sans résultats satisfaisans, ainsi qu'on peut le voir dans son immortel ouvrage (1) ; d'autres praticiens en firent aussi par ses conseils, elles n'ont pas été infructueuses. Au rapport de Guyton Morveaux, un malade témoignant sa gratitude à ce célèbre chimiste : « Vos conseils m'ont été très-salutaires, lui disoit-il, je me trouve dans un très-bon état, malgré que je n'aie pas dépassé la dose de dix gouttes par jour de soude caustique dans un liquide mucilagineux (2). »

Certains faits dont nous venons de parler, et autres que l'on trouve dans les auteurs, offrent au premier abord quelque chose d'étonnant, qui tend à les faire regarder comme douteux ou au moins comme inexacts. C'est ainsi qu'en lisant dans ces auteurs qu'après l'usage plus ou moins continué des moyens qu'ils proposent, les malades ont cessé de

---

les Annales de Chimie, vol. du mois d'août de la même année.

(1) Système des Connoissances Chimiques, tom. x, art. desCalculs Urinaires.

(2) Annales de Chimie, tom. lxxxix, lettre de Guyton Morveaux sur la possibilité de dissoudre les Calculs.

rendre des graviers ; que les douleurs occasionées par la pierre ont insensiblement diminué; que dans quelques cas l'on a vu rendre à ces malades, par l'urètre, tantôt une matière épaisse et comme pâteuse, tantôt des écailles, des fragmens même assez volumineux de calcul, et qu'au bout de quelque temps certains ont été parfaitement guéris. Tel est le fait rapporté par Lieutaud, et qu'au milieu de beaucoup d'autres je prends pour exemple (1). En lisant des faits semblables, l'on seroit porté à s'é-crier, mais est-ce possible ! Si néanmoins on se rappelle que la plupart de ces médicamens ont la propriété d'augmenter la quantité des urines, et quelques-uns celle de diminuer leur principe pré-dominant, qui formoit lui-même les calculs ; que ce liquide, dont les propriétés se trouvent ainsi to-talement changées, et qui est assez étendu pour tenir en dissolution ses autres principes solidifiables, peut à la longue agir sur les molécules qui étoient alors en excès, et qui lui manquent actuellement ;

---

(1) Précis de Médecine Pratique, pag. 625.

Voici un extrait de cette observation :

Un homme est affecté de la pierre; il s'agit de l'opérer, le jour est même pris pour cela, l'opération est différée, le malade fait usage du remède de la demoiselle Stéphens; il éprouve du soulagement, rend quelques parcelles de pierre, le mieux augmente, il finit par être guéri; le chi-rurgien qui devoit l'opérer essaya avec plusieurs autres de trouver la pierre, il n'en restoit pas la moindre trace.

si d'un autre côté l'on réfléchit que la plupart de ces médicamens ont la propriété d'attaquer la matière animale qui lie, ainsi qu'on l'a vu, toutes les molécules salines de ces concrétions, on sera peut-être un peu plus circonspect sur un jugement qui nuit également à la science, à ceux que l'on soupçonne et à ceux qui le portent. Ainsi, quelque extraordinaires que paroissent ces faits, il seroit au moins messéant de les révoquer positivement en doute, d'autant plus que des praticiens qui jouissent de la confiance et de l'estime publiques, ne vont pas consigner dans leurs ouvrages des faits inexacts ou controuvés.

S'il en est ainsi, comme les esprits non prévenus s'accordent à le penser, on ne sauroit voir avec indifférence la crainte douloureuse, mais réelle, disent-ils, de la plupart des auteurs modernes, de ne jamais trouver, pour détruire les calculs vésicaux, d'autres moyens que la terrible opération de la taille. Il seroit fâcheux que ce sentiment fût unanime, et que l'on vît s'évanouir les flatteuses espérances qu'ont pu faire naître les nombreux succès obtenus par les praticiens qui ne l'ont point partagé, sans compter les progrès que font les sciences chaque jour. On verra disparoître ou du moins rendre supportable ce *sentiment douloureux*, en apprenant qu'il est possible aujourd'hui de triompher d'un obstacle contre lequel ont échoué les efforts les plus soutenus, et de vaincre une difficulté qui seule a suffi pour rendre infructueux les travaux les mieux combinés. En effet toutes les recherches que l'on a faites jusqu'à ce jour n'ont pu conduire à la connoissance de la nature intime du calcul, et dans la marche que l'on a suivie c'étoit, à n'en pas douter, la chose la plus essentielle, puisque de cette connoissance seule dépendoit le succès des médicamens administrés (1).

La quatrième série des moyens employés se réduit à l'opération de la taille (2), que l'on pratique de différentes manières et par divers procédés. C'est, pour ainsi dire, le seul qui soit de nos jours mis en usage pour faire cesser cette terrible affection. « Mais, comme elle est des plus cruelles, dit M. Monfalcon, que ses suites sont souvent funestes, et qu'il n'en est pas dont l'appareil soit plus effrayant, on peut s'écrier avec cet auteur : Quelle précieuse découverte que celle d'un véritable lithontriptique (3) ! »

---

(1) Ce que nous avons dit des lithontriptiques énoncés est applicable à tant d'autres qui ont été prônés sans aucune espèce de fondement; tels sont le cristal de montagne, la pierre de Judée, celle de lynx, le fenouil marin, l'herbe aux perles, le bois néphrétique, les eaux minérales gazeuses, le suc d'oignons, les écailles d'huîtres, l'éther muriatique, etc.

(2) Je parlerai ailleurs de la méthode des Egyptiens, que l'on peut quelquefois employer avec avantage.

(3) Dict. des Sciences Médic. *Lithontriptique.*

CHAPITRE VI.

Nouvelle méthode curative.

Nous avons déjà parcouru la plupart des moyens proposés et employés pour remédier à l'affection calculeuse. Il est facile de voir qu'ils sont loin de suffire : la plupart n'appartiennent qu'à l'empirisme ; quelques-uns plus rationnels sont incertains ou sans effet ; enfin il en est un qui est violent, dangereux et souvent pire que le mal ; de manière que les misérables calculeux sont réduits à hasarder leur existence pour courir après une guérison incertaine ou à vivre avec un ennemi qui finira toujours par en faire sa victime. Pour remplir ce vide immense quelle seroit la véritable route à suivre ? Constater l'existence du calcul, en connoître la nature et tâcher d'en opérer la destruction par des moyens rationnels et efficaces, constituent des indications que chacun établiroit sans doute ; et, si l'on parvenoit à les remplir, on auroit, je pense, atteint le but auquel ne cessent de viser tous les amis de l'humanité.

La première de ces indications ne présente pas de grandes difficultés. L'exposition des signes des calculs, sur lesquels il seroit oiseux de revenir, a procuré toutes les notions nécessaires à cet égard.

On connoît tous les travaux qui ont été faits

dans le but de connoître la composition des calculs vésicaux. Les chimistes ont poussé jusqu'à extinction les analyses de l'urine ; mais, comme il est bien démontré que ce liquide est loin de contenir toujours les mêmes principes, qu'il est d'ailleurs susceptible de varier à chaque instant, on ne doit pas s'étonner que ces recherches aient été sans résultat satisfaisant, du moins sous le point de vue qui nous occupe.

Lorsque l'urine des calculeux charrie des graviers, on est dans l'usage de les soumettre à l'analyse, qui fournit sinon la certitude, du moins d'assez fortes présomptions sur cette composition, qui pourroit néanmoins différer de celle des graviers expulsés ; il s'en faut ensuite beaucoup que le malade en rende constamment.

Quoi qu'en aient dit quelques auteurs modernes, les rapports qui peuvent exister entre les concrétions produites par la goutte et les calculs urinaires, sont loin de fournir la moindre preuve de la nature de ces derniers.

Proposer, ainsi que le font quelques personnes, de faire, en quelque sorte, une médecine exploratrice, d'administrer différentes substances, tant en boisson qu'en injection, d'en observer attentivement les effets, afin de parvenir ainsi à cette connoissance, c'est constituer la preuve la plus évidente du peu d'efficacité des moyens employés : aussi croyons-nous devoir passer de suite à l'exposition de ceux qui nous sont propres.

On doit commencer par dilater l'urètre. Il est bien démontré par l'expérience que l'on peut porter impunément cette dilatation à un degré considérable, qui étonneroit même si l'on pouvoit ignorer l'extensibilité des tissus organiques. Plusieurs faits rapportés par différens auteurs démontrent la facilité et les avantages de cette dilatation. C'est le moyen le plus généralement employé en Egypte, pour extraire les calculs vésicaux. Prosper Alpin (1), qui a voyagé dans cette contrée, dit avoir vu, à différentes époques, certain Arabe nommé Haly, dilater ce canal au point de retirer des calculs très-volumineux. Conférant sur cette dilatation avec un des célèbres professeurs de l'école de Paris (2) : « Je l'ai souvent portée, me dit-il, au point d'introduire des sondes de la grosseur de mon pouce. » J'ai aussi plusieurs fois eu l'occasion de la pousser fort loin, sans qu'il en résultât le moindre inconvénient. Un chirurgien très-distingué (3) a tout récemment fait choix, m'a-t-on assuré, de cette méthode, pour extraire de la vessie les calculs qui ne sont pas trop volumineux.

Quelquefois cette dilatation de l'urètre s'opère d'elle-même, par les seuls efforts de la nature, qui tend toujours à se débarrasser des corps dont la présence l'importune. De la Hire rapporte qu'un homme

---

(1) Medicina Ægyptiorum, lib. iii. pag. 104.
(2) M. Marjolin.
(3) Astley Cooper.

rendit par l'urètre un calcul du volume d'une olive (1). On trouve dans les transactions philosophiques de Londres un fait à peu près semblable. Il s'agit de deux calculs de cinq lignes trois quarts de diamètre, et quinze lignes de circonférence, que l'on auroit vus sortir par ce canal (2).

Il n'est pas rare d'observer la sortie spontanée de gros graviers qui ont jusqu'à trois lignes de diamètre, c'est surtout vers la fin du traitement de la rétention d'urine, après avoir dilaté les obstacles qui la déterminent.

Tous les moyens d'opérer cette dilatation n'ont pas, à beaucoup près, la même efficacité ni le même avantage. D'après leur mode d'action, on peut les réduire à deux séries, les uns n'agissent que par le degré de force employée pour les introduire : les sondes, les bougies, etc. ; les autres dilatent de dedans en dehors dans le sens de l'extensibilité du canal.

Les premiers sont généralement défectueux, leur action est longue, douloureuse et limitée, leur usage doit être fort restreint : si néanmoins on se décide à les employer, il faut avoir soin, quand on est arrivé aux grosses sondes, d'introduire préalablement dans le méat urinaire un petit morceau d'éponge préparée, ou tout autre dilatateur analogue, afin que cette partie, qui est la plus ré-

---

(1) Acad. royale des Sciences de Paris, 1701.
(2) An 1685, n° 175, art. 4.

trécie du canal, n'oppose pas d'obstacle à leur introduction.

Quant à la manière d'obtenir cette dilatation, elle varie suivant la sensibilité et l'extensibilité de l'urètre; et d'après la célérité qu'on veut employer; en général, il suffit d'introduire deux fois par jour des sondes ou des bougies, dont on augmente promptement le volume; on les laisse dans le canal depuis 20 ou 30 minutes, jusqu'à deux heures chaque fois.

Pour dilater l'urètre d'une manière prompte, efficace et peu douloureuse, il faut employer un dilatateur facile à introduire, et dont l'action s'exerce, ainsi que nous l'avons déjà dit, dans le sens de l'extensibilité du canal de dedans en dehors.

Nous employons avec assez d'avantage un cylindre de boyau de chat préparé (1) dont on lie solidement une des extrémités, et que l'on introduit, après l'avoir huilé, jusque dans la vessie, à l'aide d'une sonde que l'on passe dans son intérieur. L'algalie étant retirée, l'on fixe l'extrémité extérieure du cylindre au bout d'une seringue à robinet, ou d'un soufflet construit *ad hoc*. Il est facile avec cet appareil d'obtenir à volonté le degré de dilatation voulu. Inégale d'abord parce que les parties les moins résistantes de l'urètre se dilatent les premières; elle devient bientôt uniforme lorsque l'intestin est distendu autant qu'il peut l'être.

---

(1) On peut employer toute autre substance qui rempliroit le même but.

Si l'on pouvoit craindre la rupture du boyau, il seroit prudent de ne pas couper le fil qui a servi pour pratiquer la ligature dont nous avons déjà parlé, et de le laisser assez long pour qu'il fût possible au besoin de tirer sur lui pour retirer l'extrémité détachée du cylindre. Le degré de dilatation jugé nécessaire déterminera le volume de l'intestin à employer.

Lorsqu'on veut distendre le canal à un degré considérable, nous avons vu qu'on le pouvoit impunément, il faut avoir recours à un moyen mécanique qui opère cette dilatation d'une manière graduelle et uniforme : le suivant réunit beaucoup d'avantages; pour le faire concevoir je le comparerai à une sonde d'un volume ordinaire que l'on auroit coupée longitudinalement de manière à former trois pièces égales. Réunies par un mécanisme qui les éloigne ou les rapproche à volonté par le moyen d'une vis fixée à l'extrémité extérieure du dilatateur que l'on doit introduire dans l'urètre, les pièces rapprochées et coiffées par un cylindre de boyau de chat ou autre; une fois introduit on les fait écarter au degré que l'on désire et avec la promptitude que l'on juge convenable.

Quel que soit le moyen employé pour opérer cette dilatation, il ne faudroit pas la maintenir trop long-temps à un degré considérable auquel il ne convient même d'arriver que graduellement.

L'état des parties, la sensibilité du sujet, la sensation qu'il éprouve, apportent dans la manière de l'opérer des modifications qui sont indiquées au moment même, et qu'il ne seroit pas possible d'exposer ici.

Quand on juge l'urètre assez dilaté pour permettre l'introduction , le passage libre des instrumens que nous allons décrire, on procède à la recherche de la nature des calculs, ainsi qu'à leur destruction, car le même procédé conduit le plus souvent à l'un et à l'autre résultat. Ces instrumens paroîtront peut-être un peu compliqués ; mais leur mécanisme est si facile et si simple que l'on tiendra peu de compte de leur complication ; d'autant plus qu'elle ne regarde que le fabricant, et qu'ils sont d'un usage très-commode.

Pour obtenir le résultat que nous venons d'annoncer, on se procure donc l'instrument représenté planche 1ʳᵉ, où toutes les pièces sont gravées séparément, et que l'on peut appeler indistinctement lithontriptique, lithontripteur(1), lithoprione, saxifrage (brise pierre); il se compose d'une partie moyenne ou corps, et de deux extrémités, l'une que je nommerai antérieure, c'est celle qui doit pénétrer dans la vessie, et l'autre postérieure, que l'on peut considérer comme le manche de cet instrument.

Le corps est formé de deux cylindres métalliques creux, de dimensions telles que l'un plus petit

---

(1) Quoique le mot lithontripteur nous semble préférable à celui de lithontriptique , nous nous servirons indistinctement de l'un et de l'autre , d'autant plus que nous avions d'abord adopté ce dernier.

puisse facilement être reçu dans la capacité de l'autre, et d'un stylet qui doit à son tour être logé dans la cavité du cylindre intérieur ; à l'une des extrémités de ce dernier sont fixées quatre branches (on peut en mettre d'avantage) dont l'élasticité tend à les éloigner l'une de l'autre ; de là un écartement que l'opérateur pourra modifier à volonté par le moyen de la canule extérieure et de la disposition du stylet, ainsi qu'on le verra plus loin. Ces branches, dont la solidité ne laisse rien à craindre, n'ont, dans toute leur longueur, ni la même forme, ni la même direction. A la réunion de leur quart antérieur, qui est un peu aplati et qui se termine en diminuant, avec les trois quarts postérieurs, dont la forme est un peu plus arrondie, elles présentent une espèce de coude, à la partie postérieure duquel se trouve un petit rebord coupé à pic du côté des canules. La face interne des branches est à peu près plane, lisse dans les deux tiers postérieurs, et armée d'aspérités dans l'étendue de l'autre tiers.

L'extrémité correspondante du cylindre extérieur ne présente rien de remarquable ; on aura soin seulement que son bord soit un peu arrondi, lisse et surtout bien soudé.

L'extrémité postérieure du lithontripteur offre quelques particularités dignes de fixer l'attention. Le tube ou cylindre extérieur se termine par un rebord qui porte une vis de pression destinée à fixer le tube intérieur quand on le juge conve-

nable : ce dernier en offre un également, mais
que l'on peut ôter à volonté et toutes les fois qu'il
s'agit de retirer le tube sur lequel il est placé; ce
rebord porte aussi une vis de pression destinée à
fixer le stylet quand les circonstances l'exigent.
On remarque vers l'extrémité de la canule intérieure de petites marques ou lignes dont le but est
de faire connoître à quel degré sont écartées les
branches lorsque l'instrument est dans la vessie.

Le stylet constitue une partie fort essentielle
dans notre lithontriptique; il a deux objets principaux à remplir : aider l'élasticité des branches pour
en opérer l'écartement, et attaquer le calcul quand
on est parvenu à le saisir. Par la disposition et la
forme que nous lui avons données il atteint parfaitement ce double but. De son mode d'action sur
les branches, en le tirant à soi, résulte à volonté
l'écartement qu'on en désire. Son extrémité peut
se terminer de deux manières également favorables
à la destruction du calcul, ou bien elle est pyra-
mydale à angles très-aigus, ou bien elle est plane,
armée de dents analogues à celles des scies. Son
extrémité opposée se termine en forme de vis cylindrique qui est reçue dans un manche cannelé à cet
effet, et formant un rebord assez grand pour empêcher le stylet de pénétrer trop avant dans la
canule et prévenir la lésion des parois de la vessie.
Cette extrémité présente aussi dans l'étendue d'environ quatre pouces des divisions analogues à celles
du pied, destinées à faire connoître conjointe-
ment avec celles de la canule intérieure, et dont

nous avons parlé, le degré d'écartement des branches, et par suite le volume du calcul.

Voilà donc les trois pièces principales de notre instrument. Il seroit oiseux de tracer ici la manière de les réunir, on le voit représenté dans la planche, et d'ailleurs c'est une chose si facile et si simple qu'il est inutile de s'y arrêter. Quant à son mode d'action il ne sauroit donner lieu à aucune méprise; chacun voit qu'en tirant à soi la canule extérieure, les branches tendent à s'écarter par leur élasticité. Retirant ensuite le stylet dont l'extrémité presse sur leur face interne, on augmente leur écartement en raison de la force de traction exercée sur lui. Veut-on rendre toutes ces parties immobiles? on n'a qu'à serrer les vis de pression dont nous avons parlé. Dans cet état d'écartement, si les vis sont desserrées, si le stylet et la canule extérieure sont repoussés, en tirant sur la canule intérieure les branches sont rapprochées au point que l'instrument se termine en forme de cône, et le renflement du stylet se trouve alors logé dans une cavité appropriée que forme la disposition particulière des branches.

Il est presque inutile de parler des caractères physiques de cet instrument : la connoissance de la longueur de l'urètre conduit à celle qu'il convient de lui donner; treize ou quatorze pouces suffisent ordinairement pour les adultes et les vieillards. Son diamètre le plus ordinaire est de quatre lignes; il peut avoir plus ou moins, suivant la capacité de l'urètre; nous avons vu qu'elle varioit beaucoup, et qu'au besoin il étoit possible d'en obtenir une dilatation considérable. Du reste, notre instrument est cylindrique, lisse, poli dans les dix douzièmes de sa longueur, qui se termine antérieurement par un cône sur lequel on aperçoit quelques rainures et quelques inégalités que l'on a soin d'effacer avec de la cire ramollie, avant de l'introduire dans l'urètre. A l'extrémité postérieure on remarque les objets dont nous avons parlé précédemment : ce sont les rebords des deux canules qui, dans cet état, sont assez éloignés l'un de l'autre les deux vis de pression et le manche du stylet (1).

---

(1) Les écrits périodiques ont annoncé dans ces derniers temps une invention qui n'a probablement pas coûté beaucoup à son auteur : je veux parler du lithoprione de M. Leroy, dont l'idée n'est pas nouvelle, ainsi qu'on a semblé l'exprimer dans le Journal Complémentaire du Dictionnaire des Sciences Médicales (a) ; elle remonte au moins au commencement du 16e siècle ; car voici ce qu'on trouve dans l'ouvrage de Franco, parlant d'un instrument qu'il nomme vésical à quatre, ne trouvant pas de nom plus convenable, et dont les branches peuvent s'écarter assez, dit-il, pou r empoigner une pierre grosse comme un œuf : « duquel le premier inuenteur est vn mien cousin de nostre art auquel i ay adiousté quelque chose d'auantage pour l'approprier à son vsage : vray est que le premier inuenteur doit auoir plus de loz que moy, pour ce que, comme on dit communément, il est plus aisé d'adiouster à la chose inuentée que de inuenter (b). »

Cet instrument, dont Pierre Franco de Turrières se

(a) Tom. 13, pag. 214.
(b) Traité des Hernies, pag. 147 et suiv. , Lyon, 1561.

Supposons maintenant qu'après avoir constaté la présence du calcul dans la vessie , et dilaté l'urètre

---

servoit pour retirer la pierre de la vessie après l'opération de la taille , a été modifié par plusieurs auteurs, dont quelques-uns même s'en sont attribué l'invention. Le tire-balle connu sous le nom d'*Alphonsin*, dont la pince dite de Hunter est une modification , a quelque analogie avec le vésical à quatre de Franco. On trouve dans Fabrice de Hilden (*a*) les dessins et la description de la pince ci-dessus.

Il n'est pas étonnant que des auteurs qui se sont succédé à des intervalles assez éloignées, ou qui ont vécu à des distances considérables , n'aient pas eu connoissance de quelques procédés imaginés et employés par leurs prédécesseurs , et même par leurs contemporains. Mais peut-on se persuader qu'en 1822 l'on ait pu ignorer dans le centre même de l'école de Paris , ce qui y avoit été fait depuis 1817 jusqu'en 1820 , surtout mes essais ayant été faits publiquement dans les pavillons de la Pitié et de l'Ecole pratique, pendant ce laps de temps ; M. le professeur Marjolin ayant fait mention de mes instrumens dans son Cours de Chirurgie ; ajoutez à cela qu'un de ces instrumens fut égaré , et qu'un mémoire sur ce sujet fut adressé à la Faculté de Paris vers la fin de juillet 1818, ainsi qu'on l'a déjà dit : si néanmoins M. Leroy avoit eu cette connoissance il ne se seroit pas amusé, je pense, à adresser à l'Académie mémoire sur mémoire , pour engager ce corps savant à examiner des instrumens et des procédés de son invention , ayant pour but de détruire les calculs vésicaux sans l'opération de la taille.

D'après la connoissance que j'ai du lihtoprione de M. Leroy , je peux assurer qu'il ne diffère de mon lithontripteur que sous le rapport de l'exécution , qui en est beaucoup

(*a*) De Lithotomiâ Vesicæ , pag. 754, 755.

au point voulu et déterminé, on ait à sa disposition le lithontriptique tel qu'il vient d'être décrit,

---

moins avantageuse, et de quelques accessoires qui deviennent le plus souvent inutiles. Ces instrumens ont du reste une telle analogie, que la description de l'un donne une idée assez exacte de l'autre (a). Il paroît que depuis quelque temps l'idée de détruire les pierres vésicales par des moyens mécaniques commence à sourire à plusieurs personnes. M. Amussat a aussi occupé l'Académie d'instrumens qu'il a modifiés à ce sujet ; il a même fait insérer une note relative à sa découverte, qui n'en est pas une, il s'en faut beaucoup, dans le Journal Complémentaire du Dictionnaire des Sciences Médicales ; on peut la voir tome 12, page 374. Au rapport de ce journal, Jean Elderton, de Nortampton, auroit aussi publié en 1819 la description et les dessins d'instrumens analogues, dout M. Marcet fait mention dans son ouvrage sur les calculs.

On voit par ce qui précède que l'idée mère du lithontriptique n'est pas nouvelle, et qu'elle est loin de nous appartenir, puisque la connoissance des vieux instrumens dont nous avons parlé pouvoit conduire naturellement au mécanisme de ceux dont il est ici question ; et qu'il ne suffit pas, pour s'approprier une idée, de faire l'aveu que l'on n'a pas connoissance de celles des autres. On pourroit nous faire observer que nous nous sommes continuellement servis d'expressions qui annoncent la propriété ; on ne les trouvera pas déplacées, je pense, nos instrumens différant essentiellement de tous ceux que nous avons pu trouver sous le rapport de l'exécution, et notamment par l'usage auquel ils sont des-

(a) D'après une Notice descriptive du lithoprionc, insérée dans quelques journaux de médecine, M. le docteur Aliès, mon ancien collègue, qui avoit été témoin d'une partie de mes expériences, m'écrivoit il y a quelque temps, d'Aurillac, où il habite, pour me demander si j'avois prié M. Leroy de publier mon lithontripteur.

examinons quelle est la manière d'opérer avec sûreté
et précision. L'instrument réchauffé et huilé est
introduit dans le canal, qu'il parcourt ordinairement
sans peine. Il est essentiel de s'assurer d'abord de
la position du calcul, et de bien distinguer si le
contact se fait avec la pointe ou avec l'un des côtés
de l'extrémité du lithontripteur. Dans le premier
cas on le retire légèrement et on l'ouvre, sans déterminer la moindre secousse, en retirant à soi la canule
extérieure d'abord, et ensuite le manche du stylet ;
au même instant on pousse un peu ; les branches
écartées environnent pour ainsi dire le calcul, et
on le saisit de cette manière, pourvu que le malade
n'ait exécuté aucun mouvement brusque, et que le
chirurgien ait opéré avec la sûreté nécessaire. Pour
s'assurer si la pierre se trouve dans l'espace cir-
conscrit par les branches, l'on repousse le stylet de
quelques lignes, elles se rapprochent un peu, et
l'on fait exécuter un petit mouvement qui indique
toujours à la main exercée si le calcul frappe leur
côté interne ou externe. Quand on est assuré que
le calcul est saisi on pousse légèrement la canule
extérieure ainsi que le stylet jusqu'à ce que l'on
éprouve de la résistance. Lorsqu'au contraire l'extrémité de l'instrument a rencontré le calcul par
l'un de ses côtés, ou que ce dernier ne s'est pas
trouvé compris entre les branches, l'on procède

---

tinés. Personne, au moins que je sache, n'a conçu et
exprimé avant moi l'idée de détruire les calculs vésicaux
par des moyens mécaniques, ni exposé ces moyens.

à sa recherche, et aussitôt qu'on l'a rencontré, ce qui est ordinairement prompt, l'on tâche de le pincer, toujours en ayant soin que l'instrument ouvert tombe sur lui en quelque sorte perpendiculairement, car en cherchant à le saisir par l'un des espaces latéraux que laissent entre elles les branches écartées, l'on éprouve beaucoup plus de difficultés et l'on réussit moins bien. Dans ces tentatives la position du malade ne doit pas être négligée ; il est ordinairement avantageux de le faire coucher horizontalement sur le dos. Le chirurgien s'aidera des ressources que peuvent lui fournir la pression sur le périnée, l'introduction du doigt dans le rectum, les changemens de position du malade et de l'état de la vessie que l'on fait alternativement passer de celui de vacuité à celui de plénitude, au moyen d'injections d'eau tiède que l'on pratique par le procédé que voici. On adapte à une petite seringue, à la place de la canule, un cylindre en peau ou toute autre matière flexible de trois pouces de long, terminé par une douille métallique que l'on visse sur le rebord du tube intérieur ; le liquide injecté passe dans ce dernier tube dont la capacité n'est pas entièrement remplie par le stylet ; on pourroit, si on le jugeoit plus convenable, se ménager un conduit dans l'intérieur même de ce dernier qui constitueroit alors une troisième canule. Dans le cas où l'on éprouveroit encore des difficultés, on auroit recours au procédé suivant, qui nous a toujours réussi. Après avoir poussé des injections dans la vessie, on retire à soi l'instrument ouvert dans cet organe de manière que les branches soient exactement appliquées contre l'espèce de cône que forme naturellement son col, et qui se trouve alors considérablement augmenté (1) ; faisant ensuite changer brusquement de position au malade, de manière à rendre le cône la partie la plus déclive de la vessie, le calcul vient constamment s'y rendre, soit par son propre poids, soit par l'impulsion qu'on lui communique à l'aide du doigt introduit dans le rectum. Quelle que soit la manière de saisir le corps étranger on y parvient presque toujours sans peine, on le fixe par le moyen que nous avons déjà indiqué ; il faut avoir soin d'exercer sur les deux canules une traction en sens inverse, mais assez forte pour qu'on ne doive jamais craindre qu'une fois saisi le corps étranger puisse s'échapper même par l'effet de la pression que le stylet exercera sur lui. Ici l'on reconnoît le but du changement de direction des branches ; et des inégalités de leur face interne. Pour que les canules ne glissent pas l'une sur

---

(1) Pour que les branches ainsi disposées autour du col constituent un entonnoir complet, on peut fixer à leur partie interne une membrane ou tissu très-mince qui remplisse latéralement l'espace qui résulte de leur écartement, et forme une véritable cavité conoïde. Cette modification est surtout essentielle lorsqu'il s'agit de petits calculs légers qui nagent en quelque sorte dans le liquide que contient la vessie, et qu'on laisse écouler lorsque l'instrument est disposé convenablement.

l'autre et que le calcul ne cesse pas d'être comprimé on serre la vis de pression de la canule extérieure.

Les choses étant ainsi disposées, on saisit d'une main la portion du lithontripteur qui dépasse la verge, et de l'autre, on attaque le calcul au moyen du stylet, que l'on fait tourner entre ses doigts ou avec l'archet proposé par M. Leroy ; la main vaut mieux. Pour peu que l'on ait de patience et un bon stylet, on parvient presque toujours à réduire le calcul en parcelles assez petites pour en obtenir ensuite la sortie d'une manière facile. Il faut s'assurer, de temps à autre, si la pierre est toujours bien serrée ; ce que l'on connoît à la résistance qu'éprouve la canule extérieure pour glisser sur les branches (1).

Lorsque le stylet s'enfonce autant qu'il peut le faire, et que les branches sont déjà un peu rapprochées, il faut, quoique le stylet rencontre encore des portions de calcul, il faut retirer l'instrument, dût-il, par sa sortie, fatiguer un peu le canal (2). Dans le cas, au contraire, où le stylet ne

---

(1) Si l'on vouloit serrer le calcul d'une manière plus forte et plus graduelle, on pourroit adapter des vis de rappel à l'extrémité postérieure des canules ; mais il faudroit dans ce cas avoir soin de ne rien faire rompre.

(2) Pour prévenir les éraillures et les déchirures produites dans l'urètre par le passage de corps inégaux comme les fragmens de calculs, etc., il faut avoir soin de coiffer le lithontriptique ou quelque pince dont on voudroit faire usage avec un cylindre de boyau de chat dans lequel on

rencontre plus de corps étranger entre les branches, on peut recommencer l'opération ; s'assurer d'abord s'il existe d'autres pierres, ou même quelques frag- mens un peu volumineux de celle que l'on a divisée, et l'on se comporte de même que pour le premier cas, ainsi qu'on vient de le voir. A moins que quel- ques circonstances l'exigent, il vaut toujours mieux continuer, que de remettre l'opération à un autre moment, d'autant plus que toutes ces manœuvres sont peu douloureuses, pourvu qu'elles soient exécu- tées avec la prudence et les précautions nécessaires.

Lorsqu'après avoir retiré le lithontripteur, il sera resté dans la vessie quelques fragmens de calculs qui, en raison de leur volume ou de leurs inégalités, éprouveroient de la peine à sortir par l'urètre, quoi que ce canal ait été fortement dilaté, nous avons recours à un procédé bien simple, et dont on retire de très-bons effets, tant pour les circonstances ci-dessus énoncées, que lorsque l'on a à combattre des calculs peu volumineux. Nous nous servons

---

passe l'instrument. Pour l'introduire on pince son extré- mité en serrant les branches ; arrivé dans la vessie , on le relâche, il reste immobile , car il est bien rare de lui voir suivre les mouvemens imprimés à l'instrument. A la vérité cette coiffe sort pour l'ordinaire quand on retire les pinces chargées de quelques fragmens; mais presque toujours elle garantit l'urètre de leur action. Nous nous servons assez souvent de ce procédé, duquel nous n'avons qu'à nous louer.

d'une canule métallique droite, à parois très-
minces, et d'un diamètre aussi grand que peut
le comporter l'urètre dilaté. N'en ayant pas à sa
disposition, il est facile de la remplacer par le
cylindre extérieur du lithontriptique. Pour l'introduire, on bouche avec un tampon conique de
liége ou autre, fixé à un fil assez long pour
sortir par l'autre bout, l'extrémité par laquelle
elle doit pénétrer. L'on a toujours soin de couvrir
les inégalités avec de la cire un peu ramollie
et d'huiler le tout. Arrivé dans la vessie, l'on
retire le bouchon au moyen du fil dont nous
avons parlé, et l'on pousse dans cet organe de
fortes injections qui entraînent ordinairement le
détritus des calculs et en général tous les corps
qui trouvent par là une issue facile, issue qui est
beaucoup plus spacieuse que celle qui est fournie
par la nature. Lorsque le liquide de l'injection est
repoussé il faut avoir soin de ne pas trop enfoncer la
canule et de placer le malade de manière à rendre
le col de la vessie la partie la plus déclive. Si
l'on s'apercevoit qu'il se fût engagé quelques fragmens dans le cylindre, il faudroit retirer celui-
ci avec précaution pour qu'il n'échappât point.
Si, malgré toutes ces précautions, le calcul ne pouvoit s'engager, on pousseroit une forte injection
et l'on retiendroit le liquide jusqu'à ce que la
vessie se contractât avec force, le malade étant
toujours tenu dans la position la plus favorable
à la sortie du calcul; enfin, cette contraction se

manifestant, l'on retire doucement la canule bou-
chée, et il arrive quelquefois que la pierre la
suit étant poussée par la colonne de liquide.
Il est encore un moyen que l'on peut indiquer,
c'est de passer dans cette canule un petit ressort
très-mince, et tâcher d'emmener le calcul de la
même manière que l'on retire un bouchon enfoncé
dans une bouteille.

Il est un bien petit nombre de cas défavorables dans
lesquels l'emploi méthodique et sagement combiné
des moyens que nous venons d'exposer ne puisse
débarrasser même en peu de jours le malade d'une
affection qui devoit lui devenir si funeste, quelque
parti qu'il eût pris et à quelques conditions qu'il
se fût soumis.

Nous n'avons indiqué aucune précaution pour
éviter de pincer la vessie avec le lithontripteur:
cet accident n'est pas plus à redouter ici que dans
l'opération de la taille; il faudroit être trop peu
exercé pour commettre une pareille faute.

Quant aux diverses modifications dont se trouvent susceptibles soit le procédé, soit les instrumens, elles sont nombreuses et variées; mais on
ne peut tracer de préceptes à ce sujet : ainsi que
dans le cathétérisme, l'expérience d'autrui est d'un
bien foible secours ; il faut que le chirurgien saisisse,
combine et exécute à l'instant même ce qu'on ne
peut exprimer, et qui est le résultat de l'expérience et de l'habitude.

Il peut se présenter des circonstances qui apportent

plus ou moins d'obstacles au succès de ces divers moyens. Nous allons parcourir les principales, examiner l'influence qu'elles sont susceptibles d'exercer, et tracer les modifications qui offrent dans ce cas le plus d'avantages. On observe quelquefois des vices de conformation ou des lésions organiques soit de l'urètre, soit des parties voisines, qui déterminent dans le canal des déviations ou des rétrécissemens tels qu'on auroit de la peine à introduire le plus petit lithontriptique. Mais ces circonstances sont excessivement rares ; et, lorsque leur effet se borne à limiter plus ou moins la dilatation forcée de ce canal, il sera presque toujours possible d'y introduire un corps de trois lignes de diamètre, volume sous lequel il est facile de construire des instrumens très-solides et très-efficaces.

Nous avons déjà vu que la vessie pouvoit contenir des calculs d'un volume énorme que les branches du lithontripteur ne sauroient embrasser. Ces cas sont fort rares heureusement, car ils compromettent presque toujours la vie du malade, bien que ces corps étrangers soient souvent formés alors par une substance facile à détruire (*le phosphate calcaire*), ce qui contribue néanmoins à diminuer la gravité du danger ; à moins qu'il ne soit très-grand, ce volume n'apporte pas toujours un obstacle invincible à la destruction de la pierre. Un instrument dont les branches réunissent beaucoup d'élasticité à une force proportionnée, et à une longueur de trois pouces, en saisit sans peine d'aussi grosses qu'un œuf de dinde ; mais si à ce volume la pierre réunit une dureté considérable, le cas devient beaucoup plus fâcheux.

Nous avions dans le principe fait construire un instrument pour ces sortes de calculs (c'est même celui qui a été égaré) ; il ressembloit pour la forme à celui que nous avons déjà vu, les branches étoient fixées à l'extrémité du tube intérieur au moyen de charnières ; quatre fils métalliques logés dans des coulisses que l'on avoit pratiquées entre les deux tubes en déterminoient le mouvement ; à leur extrémité postérieure ces fils étoient fixés à deux plaques métalliques posées de champ, qu'éloignoit et rapprochoit à volonté une vis centrale, creuse, d'un volume égal à celui de la canule intérieure. L'éloignement des plaques produisoit le rapprochement des branches et *vice versâ*. L'extrémité de chaque fil étoit terminée par une vis particulière destinée à faire mouvoir chaque branche séparément lorsqu'on le jugeoit nécessaire : le mécanisme de cet instrument est très-beau, surtout lorsque les branches sont formées de deux pièces réunies par une charnière ; alors il produit une partie des mouvemens de la main, mais il est très-compliqué ; il peut cependant être utile dans quelques cas.

L'histoire la plus étendue des calculs démontre à quel petit nombre sont réduits ceux qui par leur dureté résistent à l'action du stylet. Il en est cependant plusieurs qui sont d'une destruction plus difficile, et qui exigent même quelques modifications dans les procédés que nous avons exposés. Si l'observation fait voir que les pierres très-dures sont ordinairement petites, l'espèce de bouton que l'on remarque à l'extrémité du stylet, et qui est destiné à augmenter l'écartement des branches, devient inutile puisqu'elles s'écartent assez par leur élasticité : aussi se servira-t-on de préférence de ces stylets, qui sont entièrement cylindriques à partir du rebord de leurs manches, et que l'on peut changer à volonté pendant l'opération. Si l'on vouloit conserver avec cette faculté un plus grand écartement des branches, il seroit à propos d'ajouter une troisième canule à parois très-minces, qui, par sa disposition, produiroit cet effet, et dans laquelle passeroit le stylet alors un peu plus petit.

On voit déjà que les circonstances qui sembleroient apporter de grands obstacles à la réussite de notre méthode se réduisent à un très-petit nombre, et qu'à l'aide de quelques modifications soit dans les instrumens, soit dans les procédés, elle a un avantage réel même dans les cas qui paroissent les plus défavorables.

Il est assez rare de rencontrer dans la vessie un nombre de calculs tellement considérable, que l'on juge devoir recourir d'abord à l'opération de la taille comme le parti le plus avantageux. Lorsque par l'effet d'une circonstance quelconque il n'est pas possible de réduire le calcul en poudre ou en parcelles assez petites pour trouver dans les procédés indiqués une issue facile, on parviendra du

moins à en connoître la nature intime, et avec
d'autant plus d'exactitude que non-seulement le
stylet en détachera quelques parcelles de la circonférence, mais encore il le perforera; et le
détritus résultant que l'on cherche à recueillir
soit dans les urines, soit dans le liquide des injections, indiquera par la différence ou l'homogé-
néité de sa composition, si la pierre est formée
d'une ou plusieurs substances, dont il fera connoître également la nature. Il y aura toujours
de l'avantage à multiplier autant que possible les
perforations qui augmenteront constamment l'efficacité des réactifs que l'on voudroit employer.

Supposons le calcul entamé, perforé, etc., et sa
nature parfaitement connue: est-il raisonnable d'en
essayer la destruction par des moyens chimiques,
et est-il possible de l'obtenir? Quoi qu'en aient
dit de graves auteurs, il nous semble que l'on
peut répondre par l'affirmative, du moins dans
un très-grand nombre de cas. Si les expériences
que nous avons faites, et les données que nous
possédons déjà ne nous permettent pas encore de
poser les principes de cette théorie, et de tracer
la route à suivre, elles ne nous laissent pas douter
que l'on puisse parvenir, et même bientôt, à ce
résultat satisfaisant. En effet, que nous manque-
t-il aujourd'hui? un tissu pour former une poche
capable de résister à l'action des réactifs; certainement la chimie ne laissera pas les choses en si bon
chemin. Nous avons fait graver un des instrumens

dont on peut se servir pour pêcher la pierre dans la vessie ; il est représenté planche II. *Voy.* l'explication.

Pour ne rien avancer de problématique, nous nous contentons d'annoncer ici ce procédé, toujours en rappelant qu'il est généralement possible d'acquérir une connoissance certaine de la composition du calcul, que cette connoissance conduit naturellement au choix du dissolvant le plus approprié ; que l'on parvient avec assez de facilité à pêcher la pierre et à l'enfermer dans une poche ; et que l'instrument destiné à cet effet réunit les conditions nécessaires pour que le réactif ne soit nullement en rapport avec la vessie ; celle-ci communique facilement au dehors par le moyen d'un conduit qui permet la sortie des urines, et par lequel on feroit promptement des injections dans le cas d'accidens imprévus.

Sans chercher à attaquer les calculs par des réactifs aussi concentrés, l'on peut en employer d'assez étendus pour que l'on n'ait rien à craindre de leur action sur les parois vésicales. En suivant cette marche on ne s'expose à aucun danger. Il est ensuite bien démontré par l'expérience, qu'insensiblement la vessie s'accoutume à la présence du menstrue, et qu'elle finit par en supporter impunément de très-énergiques. Si, avant qu'il fût donné de connoître la nature et la composition du calcul, l'on obtenoit quelquefois des effets très-avantageux tout en marchant à tâtons, l'on obtiendra aujourd'hui des résultats plus satisfaisans, puisque nous possédons cette précieuse donnée, et que la pierre, se trouvant taraudée, perforée, sera plus facilement détruite. La sonde à double courant de Hâles (1), reproduite dans ces derniers temps comme une chose nouvelle par M. J. Cloquet, produit dans ce cas de très-bons effets; elle donne la facilité de faire passer en peu d'instans dans cet organe une quantité prodigieuse de menstrue. Si l'on fait coïncider avec l'usage des injections celui des médicamens appropriés introduits par l'estomac, on obtiendra facilement un résultat dont on a désespéré jusqu'à ce jour.

Lorsqu'au lieu de se trouver dans la vessie le calcul se rencontre dans l'urètre, la circonstance est toujours plus avantageuse, il suffit quelquefois de faire exercer la succion à l'extrémité du pénis, pour en opérer la sortie. La dilatation, la pince de Hunter modifiée, l'incision, etc., seront successivement mises en usage. Si ces circonstances offrent peu de gravité, il n'en est pas de même de celles où le calcul siége dans les reins ou les uretères. Ces cas rentrent dans le domaine de l'obscurité; nous avons déjà vu que l'on ne possédoit pas même de signes certains de leur existence; on emploie alors successivement les moyens proposés par les auteurs; ils procurent quelquefois un soulagement assez marqué.

---

(1) Ouvrage cité, pag. 221.

Lorsque par un moyen quelconque l'on est parvenu à débarrasser le malade du corps étranger, il faut chercher à détourner la disposition vicieuse des reins. La nature du calcul détruite, l'analyse chimique de l'urine suffit ordinairement pour faire connoître quelle est la substance que l'on doit employer et de laquelle on retire ordinairement d'assez bons effets ; si la plupart des auteurs se sont accordés pour nier la possibilité de détruire les calculs sans l'opération de la taille, ils ont du moins reconnu celle d'en prévenir la formation.

On a tout récemment proposé de détruire les calculs vésicaux par le moyen du galvanisme. Y parviendra-t-on ? Les expériences faites dans les temps par la société galvanique sembleroient en démontrer la possibilité, puisqu'elles ont constaté qu'en soumettant des dissolutions salines à l'action du courant de la pile, elles se trouvoient décomposées, et leurs parties constituantes se portoient en sens inverse aux extrémités des conducteurs ; cet agent produira-t-il le même effet sur des masses non divisées ? Dans ce cas sera-t-il applicable aux calculs contenus dans la vessie ? L'urine n'opposera-t-elle pas d'obstacle à cette décomposition ? La vessie et l'économie en général ne seront-elles pas fatiguées par la longueur de l'opération ? Le séjour trop prolongé des conducteurs n'aura-t-il pas de graves inconvéniens, etc.? Voilà des questions que l'expérience et le temps seuls pourront résoudre.

Quelles que soient les ressources de l'art, lorsque le sujet est très-avancé en âge, qu'il est affecté de quelque autre maladie grave, et que le calcul est très-volumineux, on doit se borner à limiter autant que possible son accroissement, et à rendre les souffrances du malade supportables par l'emploi successif des divers moyens qui sont généralement connus et dont l'expérience a en quelque sorte constaté l'efficacité.

Dans le cas où l'opération de la taille deviendroit indispensable, on y auroit recours : on trouvera dans l'ouvrage de M. Deschamps tous les détails que l'on peut désirer sur cette matière.

FIN.

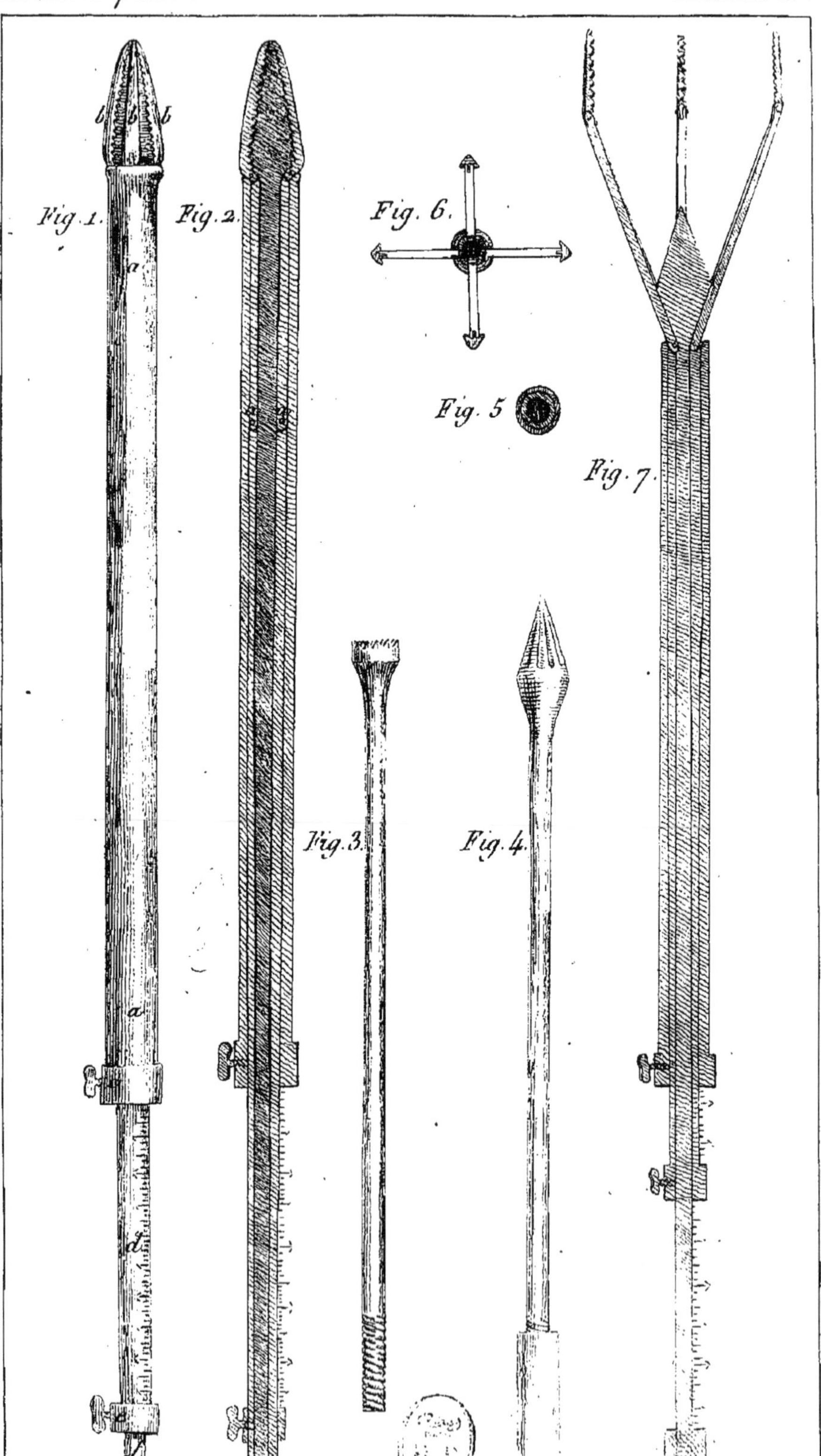
Fig. 1.
Fig. 2.
Fig. 6.
Fig. 5.
Fig. 7.
Fig. 3.
Fig. 4.

EXPLICATION DES PLANCHES.

—

PLANCHE Ière.

La figure 1 représente l'instrument fermé et prêt à être introduit dans l'urètre. Le corps *aa*, dont on ne voit que la canule extérieure qui recouvre les autres parties, se termine antérieurement par une extrémité conoïde résultant du rapprochement des branches *bbb*, (on ne peut en voir que trois) ; à l'extrémité postérieure du corps on voit le rebord *c* avec la vis de pression ; cette extrémité est dépassée par une portion du tube intérieur *d*, sur l'extrémité duquel est vissé le rebord *e* avec l'autre vis de pression. Le tout se termine par une portion du manche du stylet *f*, qui est ici représenté un peu plus petit qu'il ne doit être.

Par la fig. 2 on voit l'instrument ci-dessus coupé longitudinalement, ce qui permet de connoître les dispositions de chaque partie. L'épaisseur des canules, le conduit central occupé par le stylet, et l'espace conoïde résultant du rapprochement des branches et destiné à loger la tête du stylet ; cet espace se termine ici d'une manière un peu trop brusque du côté des canules. L'origine des branches *aa* est marquée par un point.

Fig. 3, stylet sans manche se terminant par une surface plane armée de dents.

Fig. 4, le même avec le manche terminé par une pointe analogue à celle d'un trois quarts.

Fig. 5, coupe verticale du corps.

Fig. 6, écartement des branches qui se trouve porté ici un peu trop loin.

La fig. 7 représente la coupe longitudinale de l'instrument, dont les branches sont ici écartées et le stylet tiré sur elles de manière à augmenter cet écartement au gré de l'opérateur; l'extrémité postérieure de la canule intérieure et du stylet portent les divisions du pied.

PLANCHE II.

Les fig. 1 et 2 représentent l'instrument destiné à former la poche dans la vessie. Dans la 1re le ressort est tiré et la poche ployée de manière à former un cylindre à l'extrémité de la canule extérieure *aa*, de laquelle part un prolongement d'environ trois pouces auquel sont fixés la poche et le ressort; *b* est la charnière qui attache ce dernier *c*; *d* le rebord de la canule extérieure avec la vis de pression; *e* la coupe oblique de l'instrument où l'on voit quatre orifices, l'un supérieur qui communique dans la poche, il est réprésenté au centre de la fig. 2; deux latéraux, dont l'un donne passage à un fil métallique *f* que l'on voit former des zigzags dans la coupe se rendant à une poulie *c*, et se divisant ensuite en trois branches *bbb* pour plisser la poche *aaa*, lorsqu'elle est dans la vessie; le troisième donne passage au ressort *g*; le quatrième orifice est celui d'un conduit qui communique dans la vessie.

Fig. 3, coupe verticale du corps de l'instrument.

Fig. 4, canule en gomme élastique de sept pouces de long et trois lignes de diamètre; son extrémité arrondie présente une petite ouverture centrale destinée à donner passage au porte-caustique fig. 5, où il est représenté coupé longitudinalement. La cavité dans laquelle doit être logé le caustique fig. 6 ne se voit qu'en partie; le rebord du porte-caustique est représenté ici un peu trop saillant.

Fig. 7, le manche destiné à compléter l'instrument.

Fig. 8, la canule avec le porte-caustique.

La plupart de ces figures représentent les objets coupés longitudinalement afin d'en laisser voir l'intérieur.

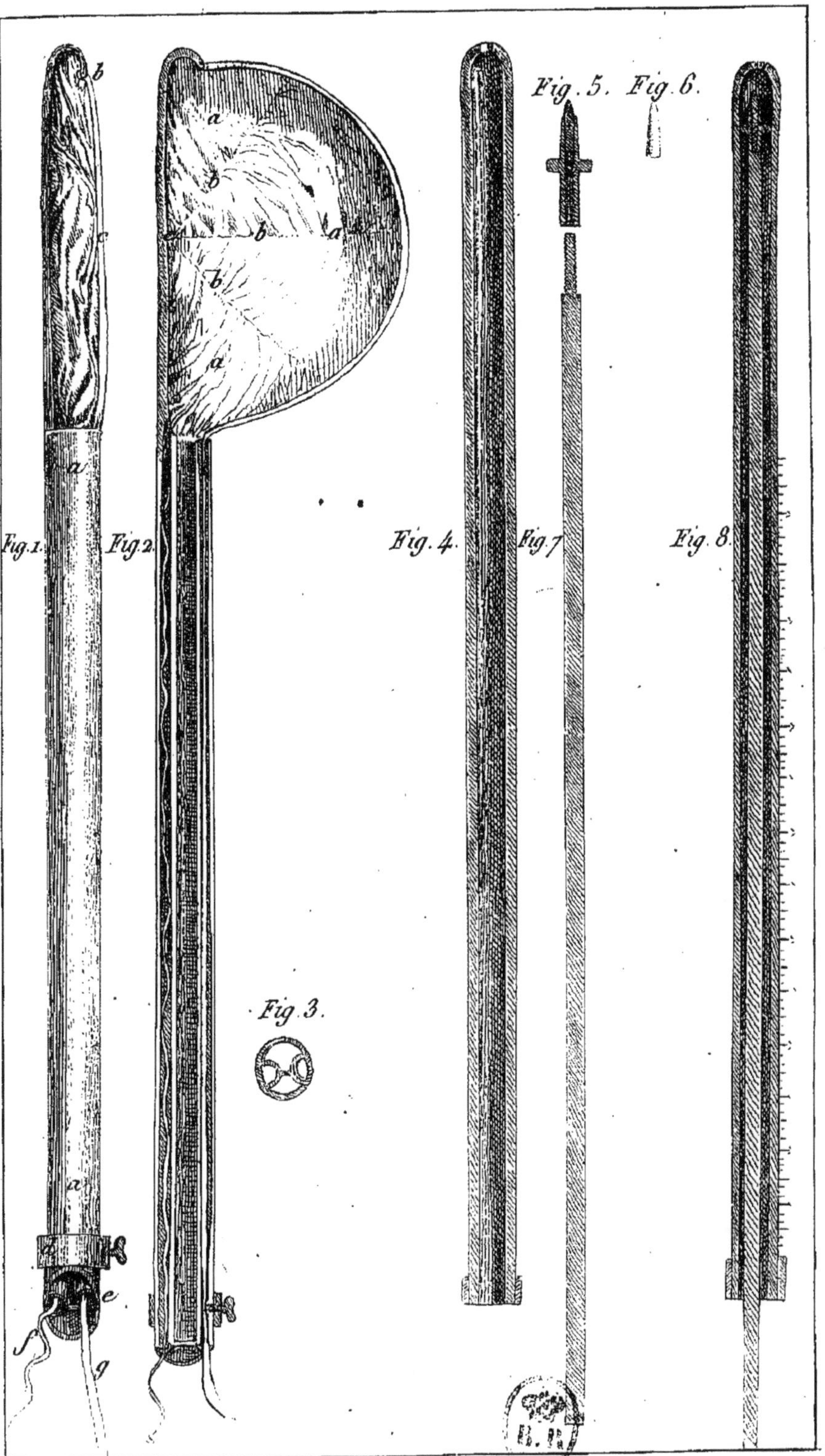

Planche II.
Fig.1.
Fig.2.
Fig.3.
Fig.4.
Fig.5.
Fig.6.
Fig.7.
Fig.8.

TABLE
DES MATIÈRES.

———

———

(1) Mes occupations ne m'ayant pas permis de surveiller assez soigneusement l'impression, il s'est commis des erreurs jusque dans l'indication des chapitres. Ainsi au lieu de *Section V*, on a imprimé *III* dans le texte. On verra ci-contre qu'au lieu de *Chapitre II*, l'on a imprimé *III*; l'erreur s'est continuée jusqu'à la fin.

L'*Errata* ci-joint indique d'autres fautes typographiques du même genre, et qu'il n'étoit plus temps de corriger lorsque je m'en suis aperçu.

TABLE DES MATIÈRES.

CHAPITRE PREMIER.

Histoire générale.

CHAPITRE III.

Action des Calculs sur l'économie.

CHAPITRE IV.

CHAPITRE V.

CHAPITRE VI.

FIN DE LA TABLE.

~~~~~~

ERRATA.

Page xij, ligne 2, *au lieu de* l'on peut, *lisez* l'on ne peut.

— 2, avant-dernière ligne, *au lieu de* Dessault, *lisez* Desault.

— 3, ligne 4, *au lieu de* glaires épaissis, *lisez* épaissies.

— 16, ligne 18, *au lieu de* canosités, *lisez* carnosités.

— 17, ligne 9, *au lieu de* symphise, *lisez* symphyse; *cette erreur a été commise plusieurs fois dans les pages suivantes de la feuille 2.*

— 34, ligne 26, *au lieu de* trouvé, *lisez* trouvés.

— 41, ligne 20, *au lieu de* employâmes à l'algalie, *lisez* employâmes l'algalie.

— *Ib.*, avant-dernière ligne, *au lieu de* servi, *lisez* servis.

— 42, ligne 15, *au lieu de* émoliens, *lisez* émolliens.

— 80, ligne 8, *au lieu de* qu'exercer, *lisez* qu'exerce.

— 104, ligne 8, *au lieu de* astely, *lisez* astley.

— *Ib.*, ligne 23, *au lieu de* les calculs, *lisez* ces calculs.

— 116, ligne 9, *au lieu de* émoliens, *lisez* émolliens.

— 154, ligne 8 (de la note), *au lieu de* succédé, *lisez* succédés.

— *Ib.*, ligne 9, *ibid.*, *au lieu de* éloignées, *lisez* éloignés.
~~~~~~

www.ingramcontent.com/pod-product-compliance
Ingram Content Group UK Ltd.
Pitfield, Milton Keynes, MK11 3LW, UK
UKHW021521090726
13657UKWH00001B/372